LA MÉDECINE

DE NOTRE TEMPS

NOTIONS GÉNÉRALES ET POPULAIRES sur les SCIENCES MÉDICALES

PRÉCÉDÉES DE

QUELQUES NOTIONS DE PHYSIOLOGIE

PAR UN PRATICIEN

Ancien Aide-Chirurgien des Ambulances mobiles

PHYSIOLOGIE	MÉDECINE
Courte introduction.	Sciences médicales. Doctrines.
Généralités sur la vie, l'organisation, les fonctions (nutrition, innervation).	Médecins : allopathes, homéopathes, charlatans.
Conclusion.	L'état de la science sur deux grandes questions de pathologie (la phthisie pulmonaire, le cancer).
Économie générale du monde organisé, etc.	

LIMOGES

H. DUCOURTIEUX, IMPRIMEUR-LIBRAIRE

RUE DES ARÈNES

1874

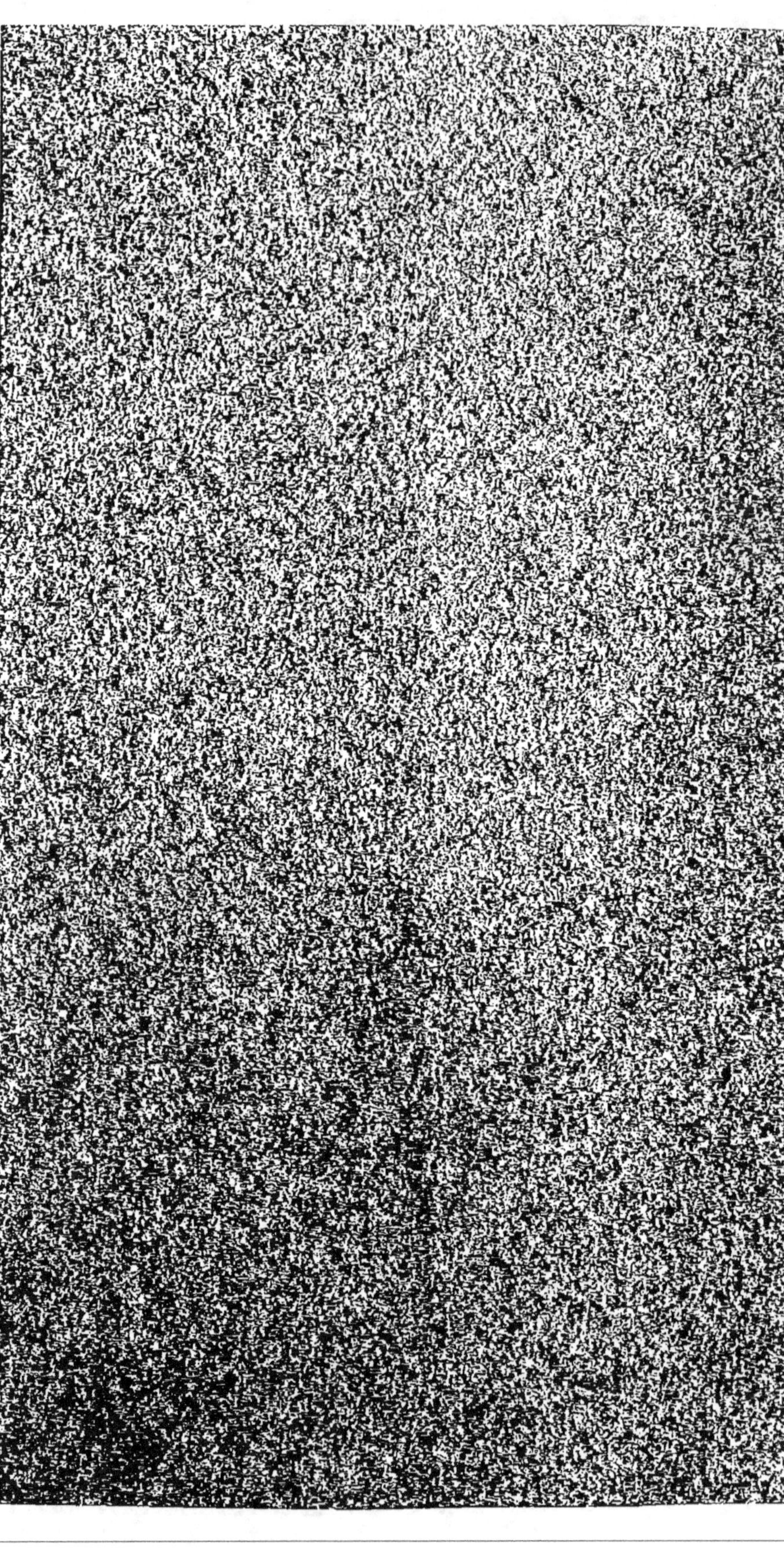

LA

MÉDECINE

DE NOTRE TEMPS

LA
MÉDECINE

DE NOTRE TEMPS

NOTIONS GÉNÉRALES ET POPULAIRES sur les SCIENCES MÉDICALES

PRÉCÉDÉES DE

QUELQUES NOTIONS DE PHYSIOLOGIE

PAR UN PRATICIEN

Ancien Aide-Chirurgien des Ambulances mobiles

Le meilleur moyen de donner confiance au public dans la médecine est de la lui présenter, aujourd'hui et pour toujours, appuyée sur les mêmes méthodes modernes qui président au développement des sciences positives, et qui ont été l'origine de leurs plus grandes applications.

LIMOGES

Ve H. DUCOURTIEUX, IMPRIMEUR-LIBRAIRE

5, RUE DES ARÈNES, 5

1874

PRÉFACE

L^E *temps est à la diffusion des connaissances solides. L'idée de vulgariser les sciences, la législation, les principes de l'économie politique, la philosophie de l'histoire, est toute moderne. Sa première manifestation date de la grande œuvre encyclopédique des penseurs du XVIIIe siècle, qui préparèrent, avec notre révolution, une ère nouvelle. Indépendamment de quelques tentatives (1) à peu près analogues, présentées avec un talent plus ou moins égal au public lettré de nos jours, nous voyons des séries de publications, mises à la portée des bourses les plus modestes, chercher à répandre*

---

(1) *Ces tentatives se reproduiront-elles dans l'avenir? La science voit tous les jours s'agrandir l'horizon de ses conquêtes. Une revue générale de toutes les connaissances deviendra donc de plus en plus complexe, de plus en plus difficile, et ne pourra exprimer le dernier mot du progrès que pendant une courte période, de nouvelles découvertes s'ajoutant rapidement et sans cesse à celles que résumerait l'encyclopédie la plus vaste.*

partout l'instruction et la lumière : c'est la Bibliothèque utile, *la* Bibliothèque nationale, *la* Bibliothèque démocratique, *la* Bibliothèque Franklin, *etc.*

Il nous semble qu'il y a une lacune à combler dans cette exposition élémentaire et commode des connaissances si variées et si utiles à l'homme et au citoyen. La physiologie n'y figure point ou du moins ne s'est pas pressée jusqu'à présent d'y figurer.

Qu'est-ce que la vie? Qu'est-ce que l'organisation? Quels sont les moyens que la nature emploie pour conserver l'économie générale du monde organisé? Quelques notions générales sur ces questions, importantes sans doute, et qui valent bien qu'on s'occupe de les vulgariser aussi, feront l'objet de la première partie de ce petit ouvrage sous le titre de Généralités sur la vie. Nous les résumerons d'une façon aussi concise que possible (1).

------

(1) *Le docteur Gustave Lebon a publié un excellent traité élémentaire de physiologie, d'une lecture facile, agréable, très instructive. Nous ne saurions trop recommander cet ouvrage aux personnes étrangères aux sciences médicales qui voudraient être sérieusement édifiées sur les progrès de ces sciences. Il a pour titre :* La Vie, physiologie humaine appliquée à l'hygiène et à la médecine.

Quant à la médecine, il existe bien, il est vrai, des traités populaires, mais ils sont tous rédigés à peu près d'après le même plan et sont exclusivement pratiques. Sans contester leur utilité tant qu'ils n'afficheront pas la prétention de pouvoir se substituer au médecin, nous viserons cependant à remplir un autre but. On n'a pas assez appris aux personnes étrangères à la médecine à considérer celle-ci comme art et science à la fois ; on ne la leur a pas présentée suffisamment à l'état actuel et sous un jour qui contribue à dissiper le scepticisme, dont beaucoup sont gênées à cause du besoin qu'elles éprouvent de croire. On a négligé de les édifier souvent sur les méthodes, les principes, les aspirations, les problèmes d'une science qui intéresse au plus haut degré l'humanité.

Dans la deuxième partie de notre travail, nous nous efforcerons de réparer ce qui nous paraît être encore un oubli regrettable, en même temps que nous ferons aussi un peu de pathologie, soit pour éclairer les malades sur quelques points sérieux de pratique, soit pour détruire quelques préjugés. On nous reprochera peut-être d'avoir abusé des citations.

Nous acceptons le reproche, en donnant pour excuse qu'il nous a semblé préférable, dès l'instant. que nous nous proposions un travail de vulgarisation, de puiser les raisonnements solides, les jugements sains partout où nous les trouverions, dans l'intérêt d'un sujet que notre insuffisance nous faisait craindre de compromettre aux yeux du public. Nous avons tenu avant tout à édifier celui-ci sur les sciences médicales. Peu nous importe de livrer quelque chose qui ne nous soit pas entièrement personnel si nous atteignons notre but. Si nous ne l'atteignons pas, nous souhaitons vivement que l'exécution de. notre plan soit reprise et mieux conduite.

Juillet 1874.

PHYSIOLOGIE

GÉNÉRALITÉS SUR LA VIE

COURTE INTRODUCTION

> L'esprit moderne a prononcé sans retour le divorce entre la physiologie et la métaphysique.

La physiologie a pour objet la connaissance des actes que manifestent les êtres organisés. Elle fournit donc la matière d'une étude fort intéressante, mais une difficulté capitale la domine dès son point de départ : nous ignorons l'origine et l'essence de la vie à laquelle appartiennent les actes dont nous avons parlé.

Ce n'est pas une raison toutefois pour croire que la physiologie n'a pas fait de progrès ; loin de là, elle a reçu depuis le siècle dernier une impulsion admirable comme toutes les autres sciences d'observation (1), et ses conquêtes forment déjà une belle moisson. Si, pendant des siècles, elle n'a pas existé comme science distincte, c'est que la philosophie l'avait accaparée. Elle se trouvait réduite à quelques vues vagues, à quelques systèmes dont l'imagination faisait surtout les frais, puisque l'observation et l'expérimentation n'étaient pas même soupçonnées comme méthodes scientifiques. Les spéculations métaphysiques, aussi bien d'ailleurs que l'enfance de l'anatomie et des sciences physiques, ajournaient donc fatalement le développement de la physiologie. Aujourd'hui elle est définitivement constituée ; elle possède son autonomie et défie comme importance toute contestation. La philosophie n'est plus, au même titre que la chimie et la physique, qu'une vassale de la physiologie, et celle-ci forme avec l'anatomie les fondements les plus solides de la connaissance de l'homme.

Les faits feront toujours la loi dans le domaine des

---

(1) La physique, la chimie, l'histoire naturelle, l'anatomie normale et morbide qui ont, par des applications diverses, puissamment aidé aux découvertes physiologiques. Il y a entre ces sciences une solidarité que le progrès a rendu indestructible et qui tourne au profit du progrès même.

connaissances positives, les théories ne les plieront plus à leurs caprices; mais au contraire, elles s'effondreront sous le poids des faits si ceux-ci ne viennent pas confirmer celles-là, et l'autorité des noms qui tenait autrefois lieu de science (1) s'effacera devant les résultats de l'expérience et de l'observation. Nous ne pensons pas d'ailleurs que les plus grandes découvertes obtenues à l'aide des méthodes modernes puissent, pas plus dans l'avenir qu'aujourd'hui, donner d'une façon irréfutable gain de cause au matérialisme. Il faudrait en effet, pour cela, que l'on arrivât à pénétrer jusqu'à l'essence, jusqu'à la cause première de la création, et il faudrait que cette cause fût reconnue matérielle. Toutefois, au point de vue scientifique et dans l'ignorance où l'on se trouve des rapports entre les phénomènes vivants et une *puissance immatérielle créatrice*, le plus sage peut-être est de se renfermer dans la philosophie positive, car celle-ci, rompant avec la théo-

____

(1) « Dans les écoles de médecine, dit M. G. Lebon, dans l'ouvrage que nous avons cité plus loin, on se bornait à répéter et à commenter Galien, et si quelques rares professeurs, après avoir eu l'occasion de disséquer un cadavre humain, reconnaissaient que Galien s'était trompé sur quelque point, ou ils se taisaient, ou s'ils osaient parler, plutôt que d'accuser le maitre d'erreur, ils assuraient que les organes ont dû se modifier depuis l'époque à laquelle écrivait le célèbre anatomiste. »

logie et la métaphysique, « renonce, dit **M.** Littré, à toute recherche de l'absolu, quelque forme qu'il prenne, soit par rapport à l'origine des chôses, soit par rapport à leur fin ou but ; elle est donc toujours relative. » (1).

I

Corps bruts ou inorganiques. — Corps vivants ou organisés.

Parmi les corps que la nature nous présente, nous voyons que les uns sont inertes et exclusivement soumis aux lois physiques, chimiques, mécaniques, que l'homme étudie, formule, démontre. Ils sont donc l'objet de la physique, de la chimie, de la mécanique et de deux sciences naturelles : la géologie et la minéralogie. Ces corps sont dits : *corps bruts ou inorganiques.*

Les autres s'offrent à nous doués d'une manière d'être spéciale, d'une activité propre qui est intimement liée à un système d'organes destinés à l'accomplisse-

(1) [LITTRÉ **et** ROBIN, *Dict. de médecine et de chirurgie,* etc., 12ᵉ éd.

ment de certains actes. Ils sont bien aussi soumis aux lois physiques, mais non d'une façon exclusive comme les premiers. On les désigne sous le nom de *corps vivants* ou *organisés*.

Nous n'entreprendrons pas l'étude de tous les caractères qui séparent les corps inorganiques des corps organisés. Nous dirons seulement que les premiers se forment dans la nature par l'effet d'une agglomération sous la dépendance des lois que nous avons déjà signalées, mode de formation qui explique que les corps bruts n'ont pas de volume déterminé et peuvent s'accroître indéfiniment. Ils ne sont doués que de l'activité générale propre à la matière, et ils ne sauraient manifester rien qui ressemble à la vie. Pas d'individualité chez eux, chacune de leurs molécules pouvant former un individu complet.

Les êtres vivants, au contraire, échappent clairement, quant à leur origine, aux lois physiques et chimiques; ils ne tiennent pas non plus cette origine d'un concours fortuit de circonstances, car ils proviennent constamment d'êtres semblables à eux, et c'est de génération en génération qu'ils se transmettent le principe de la vie. De plus, chaque corps vivant forme un individu distinct des autres de son espèce, et ne peut subir de mutilations à un certain degré sans· risquer de perdre ce qui constitue son activité spéciale, *la vie*. Le développement qu'ils sont susceptibles d'atteindre est toujours limité d'une façon relative pour chaque individu, mais d'une façon absolue pour l'espèce. Ajoutons que les corps bruts ne possèdent que des *propriétés,* tandis que les corps vivants, outre ces propriétés, possèdent des *facultés*. « Vivre, dit Longet, le savant professeur de physiologie que la Faculté de Paris a perdu il y a deux ans, vivre c'est faire usage de ses facultés ; plus ou moins développées, plus ou moins compliquées, les facultés se retrouvent dans tous les êtres vivants et chez eux seulement. »

En résumé, pour terminer la distinction entre les corps bruts et les corps vivants, disons que l'expression la plus générale de la vie est représentée par les facultés de se nourrir et de se reproduire, et que ces facultés manquent aux corps privés de vie. Mais qu'est-ce que la vie?

II

Origine de la vie. — Succession des êtres.

La raison première de tout phénomène d'ordre vital est un mystère, ou pour mieux dire, la vie, qui exprime tous ces phénomènes est d'origine et d'essence inconnues. La physiologie ne hasarde donc aucune hypothèse sur l'origine et l'essence de la vie ; elle se renferme sagement dans l'étude de ses manifestations, et en cela, elle imite celles des sciences qui ne doivent leurs plus grandes découvertes qu'à l'observation et à l'expérimentation. La physique explique-t-elle la nature du fluide électrique ? La chimie fait-elle connaître celle de l'affinité ? Cela n'empêche pas la physique et la chimie d'étudier les phénomènes auxquels donnent lieu l'électricité et l'affinité, et de tirer de leur connaissance tout le parti possible dans l'application.

Ce que tout le monde voit, et ce que les physiologistes de tous temps ont formulé, c'est que *la vie ne procède que de la vie*. Nous savons que les partisans des générations spontanées repoussent l'assertion de l'*omne vivum ex ovo* (1). Ce serait pour nous une trop longue digression d'exposer, même succintement, les arguments d'une discussion qui a passionné, il y a quelques années, le monde savant. Qu'il nous suffise de dire au lecteur que la querelle est restée pendante, qu'en tout cas les générations dites spontanées ne se produisent que dans certaines conditions, soit naturelles, soit expérimentales déterminées (2), et que cette genèse ne s'applique qu'à des animaux fort inférieurs et n'a pour des savants très autorisés qu'une spontanéité apparente. Sa réalité d'ailleurs ne saurait s'expliquer à l'égard d'animaux plus élevés dans l'échelle des êtres, et ne fournirait au matérialisme aucun argument irrésistible (3).

(1) *Omne vivum ex ovo*. Tout ce qui est vivant provient d'un œuf. Cette assertion de Harvey s'applique naturellement aussi aux végétaux, les graines d'où proviennent ces derniers étant les analogues des œufs des animaux. (Elles renferment, en effet, l'embryon du végétal.)

(2) Dans l'ensemble de ces conditions, une est capitale pour que la génération spontanée se produise, c'est celle d'une substance organique ayant fait partie d'un organisme vivant : « Ici encore, dit M. Longet, c'est donc de la vie que la vie procède ; rien ne peut produire la vie qui n'ait été vivant. »

(3) Alors même que nous serions témoins de l'origine spontanée de certains animaux, pourrions-nous expliquer la *cause première* de cette origine ?

L'apparition de la vie sur le globe terrestre remonte sans doute aux âges les plus lointains, mais elle n'a pu se manifester qu'après d'autres phénomènes naturels. En tout cas, elle semble dans ses manifestations avoir suivi la marche progressive qui, comme une loi nécessaire, préside à toute évolution dans chaque ordre de choses. On conçoit en effet, en étudiant les grands changements dont la terre a été le théâtre et qui ont modifié sa constitution et ses milieux, que la vie ait subi le contre-coup de ces révolutions dont les premières devaient être incompatibles avec l'existence même du plus simple végétal, si l'on s'en rapporte aux données sur l'origine de la planète que nous habitons. Ces données ne sont-elles pas confirmées par des phénomènes actuels que nous pouvons constater, tels, par exemple, que les éruptions volcaniques et les tremblements de terre ? La terre étant donc dans le principe une masse incandescente : « Il fallait, dit Longet, que notre globe eût subi un certain refroidissement à sa surface pour que l'eau pût y exister à l'état liquide et nourrir des organismes d'abord élémentaires, puis d'autres de plus en plus compliqués. Il fallait aussi une atmosphère et un sol où les plantes pussent

germer ; il .fallait des plantes pour nourrir les herbivores ; il fallait des herbivores pour nourrir les animaux carnassiers et l'homme. »

Cette succession paraît démontrée par les recherches de la paléontologie (1) et de la géologie. Les
couches les plus anciennes de la terre ne renferment
en effet aucun débris qui révèle une organisation végé-
tale ou animale ; mais, au fur et à mesure qu'on étudie
les terrains plus nouvellement formés, on s'élève dans
la découverte d'abord de végétaux, puis d'animaux de
plus en plus complets, dont l'homme réalise le type le
plus perfectionné jusqu'à ce jour (2). Doit-on croire
maintenant que la création n'a pas dit son dernier mot?
Produira-t-elle, dans un avenir que nul ne peut prévoir
et après quelque nouveau cataclysme, un être supé-
rieur à nous ?

(1) La paléontologie est la partie de l'histoire naturelle qui étudie
les êtres vivants dont les espèces n'existent plus.

(2) « Sommes-nous également destinés à disparaître pour faire place
à des animaux plus parfaits ? La terre se transforme sans cesse, et
tout démontre que son état de stabilité actuelle n'est qu'apparent.
Que l'océan de feu qui gronde sous nos pieds vienne heurter avec
trop de violence l'écorce fragile qui le recouvre, et, à notre tour, nous
serons rangés parmi les races disparues. » — G. LEBON, *Curiosités
scientifiques*, année 1867. Art. Géologie.

« Je vois beaucoup de personnes, a dit un membre
de l'Institut dans un article où la fantaisie se mêle à la
science (1), se plaire avec Aimé Martin, à l'idée que
l'homme ne serait un jour que le chien de cet être su-
périeur. Si jamais nous communiquons par des signaux
de feu ou de lumière avec les habitants de Mars ou de
Jupiter, peut-être apprendrons-nous que ces planètes
sont plus avancées que nous dans l'ordre de la perfec-
tibilité graduelle de l'organisme vivant, et que l'être
qui doit avoir *plus que l'âme* (nous nous permettons
de souligner l'expression) y a déjà fait son apparition » (2).

(1) Article publié dans l'*Almanach prophétique* (année 1861) par
M. Babinet, et ayant pour titre : *Le monde passé et le monde futur.*

(2) Dans le même article, M. Babinet, à propos de la pluralité des
mondes, nous rappelle que : « Quant à l'existence de mondes physiques analogues à la terre, il n'y a aucun doute là-dessus. La planète
Mars a, comme notre terre, des jours et des nuits d'à peu près vingt-
quatre heures, des saisons, une année, des diversités de terrain et
d'océan, des glaces polaires que l'océan fond en partie comme chez
nous. On voit les nuages de Jupiter parfaitement semblables aux
nuages de la terre et mille autres analogies qui prouvent que notre
planète n'a rien d'exceptionnel. Faut-il donc mettre dans les autres
planètes des plantes, des animaux, des êtres intelligents comme sur
la terre ?...

....

» Puisqu'il est entré dans les destinées de la terre de se peupler
d'êtres intelligents, pourquoi la même chose ne se serait-elle pas produite sur Mars et sur Jupiter, qui, pour leur climatologie, ressemblent
si fort à la terre ? »

III

Fonctions des êtres organisés. — L'organisme.

La vie se manifeste à nous par des fonctions, et nous voyons par là que si, dans sa cause première et dans son essence, elle est un mystère dont le voile ne sera jamais peut-être soulevé (1), elle est saisissable dans ses effets et se prête à l'étude et à l'analyse.

Les fonctions ont différents buts selon qu'elles s'appliquent :

1° A nourrir, c'est-à-dire à entretenir en vie l'animal, en réparant les pertes que subit son organisme ;

---

(1) La chimie, celle de toutes les sciences qui ait le plus rapidement progressé, surtout si l'on tient compte de son origine relativement récente, est bien parvenue à produire, outre des substances minérales répandues dans la nature, certaines substances organiques, c'est-à-dire qui se rencontrent dans les êtres vivants (l'urée, par exemple, l'un des principes constituants de l'urine); « mais en vain, dit Longet, traiterait-elle par tous les moyens puissants dont elle dispose dans ses laboratoires, le carbone, l'oxygène, l'hydrogène et l'azote, jamais elle ne formera un animal ou une plante. L'animal seul peut produire un animal semblable à lui à un degré plus ou moins rapproché; le végétal seul peut produire un végétal. »

La chimie organique nous a appris que la substance organisée est constituée dans ses éléments par quelques corps simples : carbone, hydrogène, oxygène, azote, auxquels s'ajoutent plus rarement du soufre, du phosphore, du fer, etc.

2° A le mettre en relation, soit avec la nature extérieure, soit avec ses semblables ;

3° A assurer la reproduction de son espèce, c'est-à-dire à donner naissance à d'autres êtres qui lui ressemblent.

Ces divers buts sont atteints à l'aide de ce que l'on appelle en anatomie et en physiologie des *appareils*. C'est la série d'actes que ces derniers exécutent qui constituent la *fonction*. Chaque appareil n'accomplit qu'une fonction ; ainsi l'appareil digestif ne remplit pas d'autre fonction que la digestion. On conçoit maintenant que l'appareil puisse être plus ou moins complexe, de même que la fonction qu'il exécute. Au-dessous des appareils, en allant du composé au simple, nous comptons : les *organes* qui ne remplissent pas de fonctions, mais dont on dit qu'ils ont des *usages* (exemple : le foie qui sert à sécréter la bile); puis les *systèmes,* qui jouissent d'*attributs* (exemple : le système osseux qui a pour attributs tantôt de donner insertion aux muscles, tantôt de protéger, dans les cavités qu'il forme, certains appareils ou certains organes importants, comme on le voit pour le cerveau protégé par la boîte osseuse du crâne); puis encore les *humeurs*, les *tissus,* lesquels n'offrent plus que des *propriétés* diverses, et, finalement les *éléments anatomiques*, les principes *immédiats* qui se rencontrent aussi dans les végétaux et dont la combinaison forme la substance organisée.

Mais, quelque complexe que soit la composition de l'organisme, retenons bien que tout y est lié sans confusion par une solidarité étroite. C'est cette solidarité qui fait que l'individu est indivisible, que son organisation est une et qu'elle ne peut, ainsi que nous l'avons dit ailleurs, subir certaines mutilations sans encourir des désordres plus ou moins graves, et même la perte de la vie (1). Et cependant, celle-ci est puissante dans ses efforts contre les causes de destruction ! C'est elle que l'on désigne en médecine sous le nom de *nature médicatrice*. L'énergie de sa réaction se manifeste dans des cas que le chirurgien a journellement sous les yeux : les parties divisées à la suite d'une blessure se réunissent ; les os brisés se soudent ; des tissus, des organes se reconstituent complètement avec ou sans le

(1) Il y a une exception à faire pour certains animaux inférieurs, invertébrés, chez lesquels il y a absence d'organes centraux. Ces animaux, ainsi que nous en fournissons plus bas un exemple, continuent à vivre après avoir été partagés en plusieurs parties, chacune de ces parties formant un nouvel individu.

ecours de l'art. Coupez le bras de la salamandre, et
e bras se reformera avec ses nerfs, ses muscles et tous
es os qui sont au nombre de vingt ! Chez certains ani-
naux inférieurs, nous verrons la résistance vitale si
enace, que les mutilations les plus graves, loin d'anéan-
ir l'existence, sembleront, au contraire, la renforcer
t la multiplier. C'est ainsi qu'un physiologiste a pu
nontrer que les naïdes coupées en plus de vingt mor-
eaux engendraient plus de vingt naïdes nouvelles.

Nous venons de parler des causes violentes, mécani-
ues de destruction, eh bien, les maladies, qu'elles
oient spontanées, qu'elles soient accidentelles, trou-
ent au bénéfice de notre organisme un adversaire
edoutable dans cette même *nature médicatrice*, qui
'est que la vie toujours dans son rôle créateur et con-
ervateur (1).

(1) Ce rôle se continue même après la mort pour certaines actions
ganiques, sur le cadavre des individus qui succombent rapidement
dans la force de l'âge. C'est dans des cas semblables que les ab-
rptions et les sécrétions persistent pendant plus d'une heure ; que
barbe et les cheveux continuent de croître plusieurs heures même
rès que le cœur a cessé de battre.

Peu d'instants après la mort par asphyxie, l'effort vital conservateur
mble ne pas se trouver complètement anéanti chez certains ani-
aux. « Dans une série d'expériences, dit M. Pouillet, que nous

Les médecins peuvent ainsi que les chirurgiens attester ses effets. Ils peuvent, sans pour cela risquer l'inconsidération, car il y aura toujours des cas où ils seront indispensables, ils peuvent reconnaître publiquement que la plupart des maladies guérissent sans leur secours.

I V

Coup d'œil sur les fonctions de nutrition et d'innervation. — Instinct. — Intelligence. — Les derniers êtres de l'échelle animale (les animaux-plantes). — Tableau des fonctions. — Économie générale du monde organisé.

§ 1er. — Le végétal se nourrit et se reproduit à l'égal de l'animal; aussi les fonctions de nutrition et de reproduction sont-elles dites *fonctions végétatives*. La première de ces deux fonctions assure la vie de l'individu, animal ou végétal; la seconde assure la vie

avons faites avec MM. Magendie, Andral et Roulin, sur l'irritation produite par les courants électriques, nous avons reconnu que les animaux asphyxiés sont promptement rappelés à la vie lorsqu'on les met entre les deux pôles de la pile : nous avons plusieurs fois ranimé des lapins et des cochons d'Inde qui étaient asphyxiés depuis plus d'une demi-heure. »

Les courants électriques produisent d'ailleurs des effets si énergiques, qu'ils ont permis de rétablir la respiration et quelques autres fonctions sur des cadavres de suppliciés. Il va sans dire que les manifestations que l'on obtenait s'arrêtaient avec les courants.

: l'espèce. Mais la nutrition est bien certainement le
ipport de toutes les manifestations vitales, car sans
le, pas de fonctions, pas de facultés possibles. Elle
exerce au profit de tous les éléments constituants de
irganisme ; elle est leur propriété inséparable tant
i'ils ne sont pas frappés de mort, ou plutôt la mort
t le résultat pour l'individu de la perte de cette
opriété primordiale. C'est une loi fatale de notre
ganisation ; nous ne pouvons vivre sans nous con-
imer, et cette consomption partielle est de tous les
istants. De là, pour nous, la nécessité de renouveler
iux de nos éléments détruits en absorbant, à l'aide
es matériaux alimentaires, les *principes nutritifs*,
incipes qui sont transformés en notre propre substance
ir la série des actes physiques, chimiques, mécani-
ies, qui constituent la digestion. Le résultat de cette
ansformation est l'*assimilation*, « fait chimique spé-
al à cause du milieu organisé où il se produit. » (1)
Assimilation et *désassimilation* : c'est là le « double
iurant qui s'exerce, dit Bichat, dans la vie organique ;

(1) LITTRÉ et ROBIN, *Dict. de médecine, de chirurgie, etc.*
iT. Assimilation.

l'un compose sans cesse, l'autre décompose l'animal. Son organisation reste la même, mais ses éléments varient à chaque instant. Les molécules nutritives, tour à tour absorbées et rejetées, passent de l'animal à la plante, de celle-ci au corps brut, reviennent à l'animal et en ressortent ensuite. La vie organique est accommodée à cette circulation continuelle de la matière. Un ordre de fonctions assimile à l'animal les substances qui doivent le nourrir, un autre lui enlève ces substances devenues hétérogènes à son organisation après en avoir fait quelque temps partie ». Citons encore, pour bien faire ressortir la relation qui existe entre ces trois termes : assimilation, désassimilation et vie, un passage de MM. Littré et Robin (*Dictionnaire de médecine et de chirurgie*, etc. Art. *Mort*) :

« Tout corps vivant s'accroît tant que l'assimilation y prévaut sur la désassimilation ; il décroît dès que cette relation devient inverse ; enfin il meurt quand leur harmonie fondamentale se trouve assez rompue. »

Dirons-nous en quelques mots à l'aide de quels organes et de quels moyens la digestion s'accomplit chez les animaux supérieurs. Notre intention n'étant pas de faire une étude particulière des fonctions, mais bien d'exposer la physionomie générale de la vie, nous ne nous étendrons donc pas plus sur les organes et les actes digestifs que sur les organes et les actes du système nerveux, lorsque nous parlerons des manifestations de ce système.

Nous connaissons tous, au moins de nom, les organes digestifs : c'est d'abord la bouche armée de ses dents pour l'action mécanique de trituration, et tapissée de ses glandes versant leurs sucs pour concourir d'une part à cette première action, en facilitant la division des aliments imprégnés, et d'autre part, pour commencer l'action chimique, laquelle va se continuer dans l'estomac et dans l'intestin grêle.

Ces deux dernières cavités, la première, une vaste poche en forme de cornue , la seconde, un long canal replié sur lui-même et qui, déroulé, représenterait six ou huit fois la longueur totale du corps, sont bien véritablement les laboratoires où se passent les opérations chimiques les plus importantes du travail digestif. Les fibres musculaires contenues dans les tuniques constituantes de ces organes, produisent par leurs contractions un travail mécanique qui n'a plus tant pour but de diviser que de mettre la masse alimentaire en contact avec tous les points des cavités et de la faire cheminer le long de leurs parois. Les sucs des glandes qui tapissent ces parois, aussi bien que les sucs d'autres glandes situées dans le voisinage, font subir à la masse une préparation qui la rende propre à être absorbée. Deux systèmes de vaisseaux, enfin, se terminant par des radicules très déliées plongeant dans l'intestin, aspirent, pompent la pâte alimentaire fluidifiée et préparée par les glandes. Veines et vaisseaux chylifères, telles sont les voies qui transportent les éléments nutritifs dans le courant sanguin, lequel va les charrier à son tour à travers l'organisme, et, à l'aide d'une canalisation multipliée, permettre ainsi la circulation de la sève nécessaire à l'entretien de tous les organes.

La plupart des actes que nous venons d'énumérer se trouvent sous la dépendance d'une portion du système nerveux dite *système nerveux de la vie organique.* Notre volonté n'a aucune part à l'accomplissement de ces actes (digestion stomacale, digestion intestinale, absorption, assimilation).

§ II. — Les fonctions qui manquent au végétal sont les fonctions de relation, dévolues au système nerveux et qui comprennent la *sensibilité*, les *mouvements*, l'*intelligence*. Ces fonctions caractérisent donc spécialement l'animalité. Mais tandis que les facultés de sentir et de se mouvoir se rencontrent à divers degrés chez tous les animaux, l'*intelligence* (1) semble appartenir exclusivement à l'homme. On peut, si l'on veut, considérer l'instinct des animaux comme un rudiment d'intelligence, perfectible par l'expérience et par l'éducation, mais quelque développement que cet instinct soit susceptible d'atteindre, quelle inappréciable distance subsistera encore entre sa manifestation et les manifestations intellectuelles proprement dites ! Quelle relation pourra-t-on logiquement établir entre l'acte en apparence le *plus raisonné* de l'animal et les grandes œuvres de la pensée humaine qui se rattachent aux noms illustres de Bacon, Descartes, Newton, Pascal, Voltaire, Montesquieu, Bichat, et de tant d'autres génies, véritables flambeaux dans la marche de l'esprit humain ? On comprendra après cela que la seule présence des fonctions intellectuelles chez l'homme suffit à le placer à la tête de la série des autres êtres et à

(1) Nous prenons cette expression dans son sens le plus élevé.

jeter entre eux et lui un abîme. Les animaux, il est vrai, sont privés du langage artificiel. Nous ne contestons pas l'influence de la parole articulée et des signes sur le développement de la pensée, puisque sans leur secours nous serions incapables d'analyser les idées abstraites, c'est-à-dire ce que la pensée produit de plus scientifique et de plus élevé. Nous convenons donc que les opérations un peu compliquées de l'intelligence deviendraient impossibles si nous ne jouissions de facultés spéciales pour les élaborer et pour les traduire ; mais ce dont il faut bien se pénétrer, c'est que ce n'est pas précisément le défaut d'un organe perfectionné et d'un langage artificiel qui place les animaux bien au-dessous de l'homme, ou pour mieux dire, qui l'en sépare radicalement : c'est surtout le défaut de la pensée. Car on est fondé, croyons-nous, à affirmer que si cette proposition : *le langage sert à penser* est vraie, cette autre proposition : *on peut penser sans le langage* ne l'est pas moins. Quelle preuve pourrait-on fournir que les animaux pensent, en présence de leurs manifestations purement instinctives, ou de quelques actes

un peu plus qu'instinctifs et qui n'ont leur origine que
dans l'habitude ou l'éducation (1) ?

§ III. — Le système nerveux est par excellence le
système de la vie de relation. L'intelligence (2) réside,
nous le savons, dans la partie supérieure de ce système que l'on désigne sous le nom de cerveau (3), et plus
spécialement dans la région antérieure de cet organe
(lobes antérieures). C'est là aussi que résident les
instincts et la faculté de percevoir les impressions,
la sensibilité, sans laquelle nous ne vivrions que de la
vie végétative, aussi ignorants que les plantes du milieu qui nous entoure, privés comme elles de la notion même de notre individu et de notre existence.

(1) Il est absurde de dire que l'homme ne pense qu'au moyen de
signes, si l'on n'ajoute qu'il n'a des signes que parce qu'il pense. Les
signes ne créent point des facultés ; ils supposent une activité inten-
tionnelle antérieure qui a pu les créer parce qu'elle l'a voulu, et c'est
de cette volonté productrice qu'il faut nous relever, non des signes
qui n'en sont que les produits. » — (COUSIN, *Fragments philosophiques, du langage.*)

(2) On connait les trois opérations fondamentales de l'intelligence :
l'*idée*, le *raisonnement*, le *jugement.*

(3) Le cerveau est aussi connu sous le nom d'encéphale. Son volume
n'est pas indifférent au point de vue de l'appréciation des facultés :
« L'anatomie comparée, démontre, dit M. G. Lebon, dans son ouvrage (*La Vie*, etc., page 721), que plus le poids du cerveau est considérable relativement au poids de l'animal, plus ce dernier est élevé
dans la série des êtres.

..... « L'homme est de tous les animaux celui chez lequel le poids
du cerveau relativement au poids du corps est le plus élevé. »

Les impressions nous sont transmises par les *filets nerveux sensibles* ébranlés d'une certaine façon ; elles
convergent en suivant la direction de ces filets vers
l'axe nerveux central, la *moelle épinière*, qui n'est elle-
même qu'un prolongement du cerveau, et c'est grâce à
cet axe intermédiaire aux filets nerveux et au cerveau,
que celui-ci est ébranlé à son tour et perçoit finalement
la sensation. Donc sans les nerfs, pas d'impression possible et, par suite, pas de sensation ; c'est ce qui arrive
lorsque ces organes sont détruits ou paralysés : les impressions ne les ébranlant plus, elles ne sont plus
communiquées, et le cerveau ne peut plus percevoir et
réagir. Le cerveau lui-même est-il le siége de certaines
altérations, les facultés spéciales dont il jouit : mémoire,
parole articulée, raisonnement, volonté, etc., sont plus
ou moins atteintes et peuvent même être complètement abolies.

Quant aux mouvements, c'est encore le système
nerveux qui les tient sous sa dépendance. Les muscles,
il est vrai, sont les organes qui, par l'effet de leurs
contractions, exécutent les mouvements ; mais que ces

mouvements soient *volontaires*, qu'ils soient *incons-cients* (1), les muscles ne peuvent les exécuter sans les *nerfs moteurs*. Si ces derniers sont détruits ou para-lysés, il n'y aura pas plus chez l'animal de mouve-ments qu'il n'y aura de sensibilité dans le même cas de destruction ou de paralysie des nerfs sensibles. Le cerveau, la moelle épinière, les nerfs dans leur inté-grité, voilà la condition *sine quâ non* de la vie de rela-tion sensible, intelligente et motrice dans toute sa plénitude.

Ce qui précéde nous conduit à admettre :

1.º Des *nerfs sensibles* qui transmettent les impres-sions de dehors en dedans jusqu'au cerveau (courant nerveux centripète);

2º Des *nerfs moteurs* réagissant sous l'empire du cerveau d'après les impressions communiquées (trans-

(1) On entend par mouvements inconscients ou réflexes des mou-vements dont l'individu n'a pas conscience. Ainsi, le mouvement que fait un individu plongé dans le sommeil pour se soustraire à un cha-touillement, par exemple, qui sera insuffisant pour le réveiller, est un mouvement réflexe. Les physiologistes placent l'origine des actes réflexes dans la moelle épinière, c'est-à-dire que la volonté n'aurait aucune part dans leur production. Nous pourrions citer en dehors de l'état de sommeil beaucoup d'exemples de ces actes à la suite de cer-taines impressions de contact ou de douleur.

2*

mission, par exemple, des mouvements aux muscles; courant nerveux centrifuge);

3° Le *cerveau* dominant par la sensibilité et la volonté les deux divisions précédentes, grâce à l'intermédiaire de la moelle épinière;

4° La *moelle épinière*, pivot de tout le système, axe central de communication entre le cerveau et toutes les ramifications nerveuses.

§ IV. — Entre les êtres élevés de la série animale et les végétaux, il y a de radicales différences; mais au fur et à mesure que l'on descend dans cette série, c'est-à-dire que l'on va des animaux les plus complets aux plus simples, ces différences s'amoindrissent et tendent même à s'effacer, à tel point que les êtres qui composent le dernier embranchement du règne animal ont été désignés sous le nom de *zoophytes* ou animaux-plantes. C'est l'extrême simplicité d'organisation des zoophytes qui établit leur analogie de forme avec les végétaux. Pour donner une idée de cette simplicité, nous citerons la classe des *polypes*: quelques-uns de ces animaux sont, pour ainsi dire, réduits à un canal digestif qui n'offre qu'une seule ouverture, et qui peut être retourné comme un doigt de gant sans danger pour l'animal. Leur mode de reproduction éveille surtout l'idée d'un végétal, car ils se reproduisent par *bourgeons* (1). Telle est la génération du corail rouge, polypier que nous connaissons tous, et qui, dans l'état de vie, est revêtu d'une écorce charnue sur laquelle sont fixés de très petits polypes, c'est-à-dire, autant d'animaux distincts ayant chacun huit bras dentelés et un estomac simple à une seule ouverture. Dans la classe des *spongiaires*, qui est comme le trait-d'union qui relie le règne animal au règne végétal, nous voyons là des êtres qui ne présentent plus les caractères de l'animalité qu'au commencement de leur existence ; à un moment donné, leur analogie avec les végétaux devient complète : c'est là la métamorphose que subit l'*éponge* dès qu'elle s'est fixée à un corps étranger, en s'immobilisant pour l'avenir.

Ici se terminent les généralités que nous nous étions proposé d'exposer sur la vie, l'organisation et l'homme.

---

(1) Ce bourgeonnement, autrement dit cette extension de tissu, a reçu le nom de *génération gemmipare*.

Nous n'entreprenons pas la description complète des deux grandes fonctions, la nutrition et l'innervation, dont nous avons cherché à donner une simple idée, et à plus forte raison, la description des caractères distinctifs qu'elles présentent dans chaque classe du règne animal, parce que l'on trouvera cette étude dans les traités de zoologie ou de physiologie élémentaires. Si le lecteur veut acquérir des notions largement suffisantes sur le mécanisme de notre organisation et posséder les applications qu'elles peuvent fournir à l'hygiène et à la médecine, nul ouvrage n'est plus capable de le satisfaire à ce point de vue que celui du docteur Gustave Lebon. Nous avons déjà eu l'occasion de le recommander et d'indiquer son titre.

Nous croyons utile de placer ci-contre un tableau présentant la classification des fonctions de l'organisme, tableau que ne renferment pas ordinairement les ouvrages élémentaires de zoologie et de physiologie (1).

(1) Nous l'empruntons aux *Éléments de physiologie de l'homme,* de MM. Béraud et Robin, 2 vol., 2ᵉ édit. Nous y avons ajouté un ou deux détails insignifiants.

FONCTIONS VÉGÉTATIVES

COMMUNES AUX ANIMAUX ET AUX VÉGÉTAUX

Fonctions de nutrition d'où : conservation de l'individu.

COMPRENANT :

La digestion.
La respiration.
La circulation.

FONCTIONS ANIMALES

CARACTÉRISTIQUES DE L'ANIMALITÉ

Fonctions de relation mettant l'individu en rapport avec le monde extérieur.

1º Fonctions des organes des sens établissant des relations du dehors en dedans ;

La vision.
L'audition.
L'olfaction.
La gustation.
Le toucher.

2º Fonctions d'organes divers établissant des relations du dedans au dehors ;

Locomotion (marche, mouvements).
Phonation (voix, parole).

3º Fonctions dites spéculatives ; fonctions intellectuelles.

L'intelligence.
L'activité.

§ V. — Avant de passer à la deuxième partie de notre travail, nous ne pouvons nous empêcher de présenter deux réflexions qui nous sont inspirées par certains détails de l'organisation, et ces deux réflexions sont opposées.

Nous nous demandons d'abord comment cette organisation si compliquée, si fragile en apparence, résiste à tant de causes de destruction, et nous entendons parler tant des causes naturelles et accidentelles (maladies, accidents, influences des milieux dans lesquels nous vivons) que des causes dont nous sommes nous-mêmes les générateurs (infractions à l'hygiène, mauvaises habitudes, etc.) ?

D'autre part, nous nous posons aussi cette question : pourquoi un organisme aussi merveilleusement constitué que le nôtre ne peut-il pas permettre aux hommes une vie plus longue, dépassant de beaucoup la période centenaire qui est exceptionnellement atteinte (1) ?

(1) On peut citer comme exemples aussi rares qu'étonnants d'existences centenaires celle de Joseph Surrington, mort en Norwège à l'âge de 160 ans ; celle de François Consit, mort en Angleterre à 150 ans ; de Thomas Winslow, en Irlande, à 148 ans. On est loin sur ces exemples du chiffre que certains calculs assignent à la durée

Cet organisme qui assimile et qui désassimile sans
esse, comme nous l'avons vu, cet organisme n'est pas
ujourd'hui, par exemple, dans sa masse et d'une façon
bsolue, le même qu'il était il y a huit jours. Il arrive
n moment, à diverses époques de l'existence, où il
'est complétement renouvelé, et ce renouvellement
omplet, quel physiologiste saurait dire combien de
ois il se produit depuis la naissance jusque dans une
ieillesse avancée ? Mais pourquoi la vieillesse ? pour-
uoi le cercle admirable qui fixe de nouveaux éléments,
ui remet l'organisme à neuf, n'est-il pas perpétuel ?
es conditions de milieu ne changeant pas, et abstraction

e la *vie moyenne*, qui ne serait que de 35 ans environ, la mort natu-
elle étant fixée à peu près à 90 ou 100 ans. Mais qui expliquera les
randes différences de durée qui existent entre des espèces d'animaux
ont la différence d'organisation ne pourrait jamais suffire à rendre
ompte de cette inégalité ?

Ainsi les éléphants pouvant vivre, à ce que l'on prétend, 400 ans,
ourquoi l'ours ne dépasse-t-il rarement que 20 ans ? La taille ne doit
as être prise en considération, puisque l'on voit des chiens, des loups
ivre à peu près aussi longtemps que des chevaux. Et dans ces der-
iers, pourquoi faut-il constater des différences telles dans la durée de
a vie, que quelques-uns peuvent atteindre une vieillesse de 72 ans,
andis que presque tous ne dépassent guère 25 ou 30 ans ?

Citons encore comme animaux remarquables par leur longévité les
orbeaux, les tortues, les aigles qui peuvent vivre près d'un siècle ou
e dépasser. Les cygnes ont atteint jusqu'à l'âge de 300 ans.

faite des maladies et des accidents, pourquoi notre machine s'use-t-elle fatalement ? Est-ce une usure par suite d'un fonctionnement incessant dont cependant le repos, le sommeil ralentissent périodiquement et efficacement la mesure ? Ou bien cette usure est-elle une destinée tracée d'avance par la cause des causes, selon l'expression d'un philosophe. L'embarras est grand pour nous prononcer (1). En tout cas, il est un autre cercle de la vie, de la vie universelle, qui se meut dans des périodes infinies : c'est le cercle de l'éternelle matière en mouvement; celui-ci n'est interrompu que par les révolutions qui marquent les âges de la terre, et il est représenté par le retour de tout ce qui a vécu à la nature, laquelle fait servir, par une transformation puissante, tous les débris organiques à l'entretien et

(1) « De la rénovation continue qui caractérise la vie, il ne résulte réellement que l'obligation de croître d'abord et de décroître ensuite, à moins d'un parfait équilibre entre l'assimilation et la désassimilation ; aucune contradiction n'empêcherait de concevoir cette alternative comme indéfiniment répétée chez le même être, sans y interrompre jamais la continuité vitale. La théorie générale de la mort, quoique nécessairement fondée sur celle de la vie, en paraît donc au fond distincte ; elle se trouve jusqu'ici moins avancée, n'ayant presque jamais inspiré de recherches systématiques. » LITTRÉ et ROBIN. *Dictionnaire de médecine, de chirurgie, etc.* Art. *Mort.* (12ᵉ édit.)

par suite au renouvellement de la vie d'autres êtres.
Les moyens sont simples, comparés à la grandeur du
résultat. Une citation de Bichat nous a déjà indiqué
quels étaient ces moyens; ajoutons quelques détails
que nous emprunterons à un de nos chimistes les plus
distingués (1) :

« C'est dans le règne végétal, dit M. Dumas, que réside le grand laboratoire de la vie organique. C'est là
que les matières végétales et animales se forment aux
dépens de l'air. » Des végétaux, ces matières passent
toutes formées dans les animaux herbivores; puis, de
ces derniers dans les animaux carnivores ; les uns et
les autres en fixent une partie dans leurs tissus et con-
somment le reste. Pendant leur vie et après leur mort,
ces matières organiques, à mesure qu'elles se détruisent retournent à l'atmosphère d'où elles proviennent.
L'air contient et engendre des produits oxydés, acide
carbonique, eau, acide azotique, oxyde d'ammonium.

(1) Leçon faite à la Faculté de médecine de Paris sur la statique
chimique des êtres organisés, par M. Dumas, au nom de M. Bous
singaut et au sien. Cité par M. Riche (*Manuel de chimie médicale,*
2ᵉ édit. *Chimie biologique*).

Les plantes, véritables appareils réducteurs, s'emparent de leurs radicaux, carbone, hydrogène, azote. Avec ces radicaux, elles forment toutes les matières organiques ou organisables qu'elles cèdent aux animaux. Ceux-ci, à leur tour, véritables appareils de combustion, reproduisent à leur aide l'acide carbonique, l'eau, l'oxyde d'ammonium, l'acide azotique, qui retournent à l'air pour reproduire de nouveau et dans l'immensité des siècles les mêmes phénomènes (1). »

« Ainsi, a pu dire de son côté M. Longet, tout s'enchaîne, la vie entretient la vie, et la mort sert à la renouveler suivant des lois éternelles. »

FIN DES GÉNÉRALITÉS SUR LA VIE.

---

(1) L'auteur de ces lignes fait ressortir ensuite, en l'appuyant d'une belle citation de Lavoisier « le rôle incontesté de la lumière solaire, qui seule a le pouvoir de mettre en mouvement cet immense appareil, cet appareil inimité jusqu'ici, que le règne végétal constitue, et où vient s'accomplir la réduction des prodnits oxydés de l'air », etc.

DEUXIÈME PARTIE

MÉDECINE

MÉDECINE

L'observation directe et instinctive de l'organisme vivant, sain et malade, de tout ce qu'il est, de tout ce qui s'y passe, telle est la source de la vraie science médicale.

L. BOYER. (*Hist. de la méd.*, in *Dic. encyclopédique des sciences médicales*).

I

Aperçu historique.

Tout porte à croire que la médecine est aussi ancienne que l'homme, celui-ci ayant été de tout temps le grand problème, et la médecine étant un des côtés de ce problème.

Avant Hippocrate (cinquième siècle avant J.-C.), les connaissances médicales étaient loin de constituer ce que l'on appelle une science. Certaines pratiques dont on rapporte l'honneur à Esculape (1), le prédécesseur du premier grand médecin de l'antiquité, dénotaient bien quelques notions d'hygiène et quelque peu d'observation; mais les superstitions débordaient le tout petit fonds d'idées raisonnées que l'on possédait à ces époques de nuit pour les sciences.

Hippocrate est bien réellement digne du nom de médecin, et Barthez lui rend justice à d'autres points de vue, en disant dans un discours qu'il a écrit sur le génie du fondateur de la médecine rationnelle : « Qu'il est douteux s'il a jamais existé un homme pourvu à un degré aussi éminent des qualités qui font le vrai citoyen, le grand philosophe, le sage médecin. »

Quoiqu'un grand nombre des remèdes et des moyens appliqués par Hippocrate soient encore utilement employés de nos jours, c'est moins le côté pratique de ses œuvres (2) qui crée son titre à l'immortalité que l'idée

(1) Dont les anciens ont fait le dieu de la médecine.

(2) Veut-on être édifié sur la valeur *actuelle* de ces œuvres, qu'on lise les lignes suivantes empruntées à M. Bouchut (*Pathologie générale*, 2ᵉ éd. Préface) :

« Le traité *des airs, des eaux* et *des lieux*, les livres *des épidémies, du pronostic* et *du régime*, renferment la plupart des choses utiles à

qui préside à leur composition. En établissant l'application de la raison et de l'expérience à la médecine, il a condamné les pratiques ridicules qui retardaient indéfiniment le progrès, et il a ouvert à la science et à l'art leur voie véritable.

N'est-ce pas tracer à l'art de guérir sa voie véritable que d'écrire plus de quatre siècles avant J.-C. : « La médecine doit établir les règles de la thérapeutique (1) non sur des raisonnements *a priori*, même les plus vraisemblables, mais sur l'expérience unie à la raison. »

Ce qui manquait au médecin de Cos, c'était des connaissances suffisantes d'anatomie et de physiologie, sciences à peine ébauchées, le respect absolu des Grecs pour les morts s'opposant à la dissection du corps humain.

connaître sur l'influence des principales causes morbifiques, sur la fin d'un certain nombre de maladies et sur le régime à imposer aux malades. Sans doute, l'œuvre est incomplète et renferme des idées théoriques que le temps a fait rejeter ; mais le fond est inattaquable, et l'homme qui découvre autant de vérités, encore vraies à deux mille ans de distance, a droit à tous les hommages de la postérité. »

(1) La *thérapeutique* est la partie de la médecine qui s'occupe du traitement des maladies.

Quelques successeurs d'Hippocrate se distinguèrent en créant des théories dont certaines applications se retrouvent dans la pratique actuelle (saignées, médicaments émollients, relâchant les tissus). Mais le plus illustre de tous fut sans contre dit Galien, né l'an 128 après J.-C., à Pergame, et qui devint le médecin des empereurs Marc-Aurèle et Sévère.

Galien, dont l'érudition embrassait tout ce que l'on pouvait savoir des sciences à cette époque, composa, dit-on, cinq cents traités sur la médecine. Il parut au moment où l'esprit philosophique commençait à étouffer, sous des spéculations stériles, les germes féconds de la doctrine d'Hippocrate. La médecine tombait dans les mains d'un rhéteur influent, Asclépiade, qui eut bien le mérite de présenter quelques vues d'ensemble sur la pratique, mais qui ne racheta pas par là ses excès d'imagination portant ses disciples à négliger l'observation des faits et l'enseignement de l'expérience. Galien fit des découvertes dans toutes les branches des connaissances qui se rattachent à l'art de guérir : anatomie, physiologie, médecine proprement dite, hygiène, matière médicale, pharmacologie. C'est surtout par ses travaux en anatomie et en physiologie qu'il nous étonne, car lui aussi ne put disséquer des cadavres humains. On doit cependant lui reprocher, malgré ses qualités d'observateur, d'avoir embarrassé tous ses ouvrages de vues systématiques sur lesquelles s'appuyèrent malheureusement, de préférence aux connaissances solides, les médecins qui lui succédèrent pendant de nombreuses générations. Après cet homme de génie, nous voyons ses disciples, ce qui arrive presque toujours à la suite des grands mouvements intellectuels, exagérer les idées du maître, perdre de vue les principes qu'il avait posés et reculer les limites de la science au lieu de les avancer. Il ne fut plus question dès lors que de remèdes que l'on associait selon les caprices de l'imagination et que l'on administrait à tort et à travers, en dehors de tout raisonnement et de toute expérience. C'est ce qu'on appelle le règne de la *polypharmacie* (1). La médecine arabe en progrès ne triompha pas de la routine, et s'il faut faire une exception pour l'Espagne au xie siècle et pour l'Italie à l'époque de la Renaissance, on peut dire que le

(1) De *polus*, beaucoup, et *pharmakon*, médicament.

3*

Moyen âge est une période qui enveloppe d'épaisses ténèbres la médecine, comme toutes les autres sciences d'observation. Les superstitions dominèrent, et avec elles, les pratiques absurdes.

Au xvie siècle, Paracelse, alchimiste surtout, fit des découvertes importantes et réagit contre la polyphar-macie ; mais outre qu'il ne sut pas appliquer avec sagacité des substances qui rendent de nos jours des services signalés (préparations arsenicales, ferrugineuses, mercurielles), il eut le tort grave d'amalgamer les connaissances médicales avec des notions d'astrologie, de magie et d'autres inventions occultes.

Nous nous arrêterons là après avoir cité encore un homme illustre, Bœrhaave, qui, à l'exemple de Paracelse, cultiva avec ardeur l'étude des substances médicinales et chimiques, mais auquel on est redevable de meilleures traditions au point de vue de la pratique. Ses ouvrages peuvent être lus avec fruit aujourd'hui-même. Près de deux siècles se sont écoulés, il est vrai, de Bœrhaave à Paracelse ; l'alchimie a cédé le pas à la chimie, étude beaucoup plus positive. Nous avons atteint les temps les plus mémorables de la période moderne, et quoique Bacon et Descartes (1) n'appartiennent pas à la médecine, c'est un devoir pour cette science de reconnaître la féconde influence que ces hommes de génie exercèrent sur son développement, par les belles méthodes qu'ils enseignèrent dans l'intérêt des recherches scientifiques.

Nous avons omis à dessein, dans ce très court aperçu, de citer d'autres noms auxquels se rattachent des doctrines qu'il nous a paru difficile d'exposer avec clarté à des lecteurs étrangers à ces questions. Ces doctrines ont laissé plus ou moins trace de leur passage dans la médecine contemporaine. En exposant les principes qui dirigent celle-ci, nous y trouverons l'inspiration des deux grands maîtres de l'antiquité, Hippocrate et Galien, que nous tenions à faire connaître un peu plus que de nom, et nous aurons aussi l'occasion de parler, à propos de pathologie (science des maladies), des hommes influents de la dernière génération et de la génération actuelle.

(1) Bacon et Descartes ont précédé Bœrhaave. Ce dernier, en effet, est né en 1668 près de Leyde ; Descartes, en 1596 à La Haye, en Touraine ; Bacon, en 1560, à Londres.

II

Des secours que prêtent les sciences physiques (*sciences accessoires*) aux sciences médicales. — Sciences auxiliaires (fondamentales). — Méthodes.

En étudiant les sciences physiques et naturelles (physique, chimie, zoologie, botanique, géologie), on remarque que les connaissances qu'elles exposent s'enchaînent si bien, que les principes expliquent si bien les conséquences, que les inductions ou les déductions sont parfois si rigoureuses, qu'il paraît impossible que ces sciences ne soient pas pourvues des seules méthodes qui leur conviennent, et qu'elles ne se trouvent pas dans la véritable voie capable de les mener jusqu'aux dernières limites accessibles à l'intelligence de l'homme.

Aujourd'hui, accepter que les sciences dont nous parlons se développeront encore, malgré le développement admirable qu'elles ont atteint, et donneront la solution d'autres grands problèmes qui peut-être étonneront le monde déjà étonné de la vapeur et du télégraphe, par exemple, accepter cela, disons-nous, est presque article de foi pour les savants et même pour des hommes d'une instruction ordinaire. Eh bien ! les méthodes modernes qui ont tant fait pour les progrès des sciences physiques dont les résultats nous transportent, la voie qu'elles ont tracée, sont les mêmes méthodes qui guident les investigations des sciences médicales et qui tracent la même voie dans laquelle ces dernières marchent vers l'avenir.. Pourquoi donc trouve-t-on plus de sceptiques lorsqu'il s'agit des progrès de la médecine ? C'est, croyons-nous, parce que l'étude des sciences physiques et naturelles est infiniment plus répandue que celle des sciences médicales, ces dernières ne tentant guère que les hommes aspirant à devenir praticiens. Nous ne voulons pas dire que les médecins aient seuls le monopole de la connaissance de l'homme, car les naturalistes, et outre ceux-ci, quelques philosophes, ou même de simples curieux, s'occupent de notre organisation, de son fonctionnement et parfois de ses maladies ; mais il y a loin de là à étudier en détail, dans les amphithéâtres et dans les hôpitaux, l'anatomie, la physiologie, la pathologie, la clinique (1), l'hygiène, la thérapeu-

---

(1) C'est-à-dire la science des maladies appliquée au lit du malade (*kliné*, lit).

tique (1), la matière médicale, en un mot, l'ensemble imposant, quoique irrégulier de toutes les connaissances qui tiennent par un lien étroit à la médecine proprement dite ou qui la constituent. Aussi le public est-il de bonne foi mauvais juge dans les questions médicales, car sa conscience n'est pas éclairée, ce qui revient à dire qu'il se trouve incompétent faute d'une instruction qu'il lui est d'ailleurs impossible d'acquérir dans la mesure nécessaire, nous le reconnaissons.

Pour concevoir la médecine comme science et comme art basés sur des fondements solides, à l'abri pour l'avenir des surprises de l'imagination qui ébranlèrent si souvent les quelques saines idées péniblement acquises dans un long intervalle de siècles, il faut bien se pénétrer de l'esprit des méthodes qui la dirigent (méthodes d'observation et expérimentale appuyées sur la raison), il faut l'étudier dans son ensemble et d'une façon positive, avec l'aide de l'expérience que l'élève suit sous la direction du maître à l'hôpital et que le praticien interprète toujours à son profit, une fois li-

(1) Thérapeutique · partie de la médecine qui s'occupe du traitement des maladies.

ré à ses propres forces, s'il ne s'écarte pas des prin-
ipes qui font aujourd'hui la gloire de nos écoles.

La médecine proprement dite n'est pas une science
ndépendante. Nous savons quelles sont les sciences
uxiliaires sur lesquelles elle s'appuie, sciences
uxiliaires si indispensables, qu'on peut affirmer la
nédecine impossible sans elles, ou plutôt qu'elles
ont partie intégrante de la médecine. Celle-ci, en
ffet, ayant pour but d'appliquer à l'organisation
nalade et en désordre des moyens capables de modi-
er heureusement cette organisation et de la faire ren-
rer dans l'ordre, comment ne pas concevoir *a priori*
a nécessité d'étudier le corps humain, ses organes,
eurs rapports, leur composition, leurs fonctions. Donc
ne première science s'impose, qui s'occupera des for-
nes et de la composition de l'organisme : c'est l'objet
e l'*anatomie,* le cadavre lui appartient. Une autre
cience devra reprendre l'étude des parties et des or-
anes inventoriés par l'anatomie pour chercher à con-
aitre les actions organiques, les fonctions que ces
arties et ces organes sont capables de remplir. C'est

là l'objet de la *physiologie* : toutes les manifestations de l'organisme vivant sont de son domaine.

L'observation et l'expérimentation ont fait faire à l'anatomie et à la physiologie des progrès considérables, mais ces méthodes ont été puissamment secondées dans leur application par les procédés pratiques d'investigation auxquels les sciences physiques (*sciences accessoires*) ont donné naissance. C'est grâce au microscope, par exemple, que l'anatomie est parvenue à étudier la composition élémentaire des tissus, tout un ordre de connaissances nouvelles ; et c'est grâce à la chimie que la physiologie a pu expliquer les grands phénomènes vitaux de la nutrition (digestion) et de la respiration (combustions organiques, etc.). La médecine elle-même, la pathologie appliquée doit beaucoup à ces mêmes sciences, et, sans leur secours, elle poursuivrait encore la solution de certains problèmes très importants comme étude et comme pratique. Que saurions-nous de certaines altérations du sang et du traitement à opposer à ces altérations, si la chimie n'était venue avec son analyse et ses réactifs nous donner les moyens de découvrir ici de l'albumine, là du sucre dans l'urine des malades, et en même temps que

:es moyens, les indications nécessaires pour pallier ou
guérir les affections dont les symptômes nous ont été
révélés?

Que connaîtrions-nous de certaines lésions profon-
les de l'œil, de cet organe de la vision auquel nous
enons autant qu'à la vie, si un instrument ingénieux,
'ophtalmoscope, offert par la physique, ne venait armer
e chirurgien pour l'investigation des parties cachées à
'examen direct? et ce même instrument permettra
'autre part au médecin de constater des altérations
ont le cerveau même peut être le siége! Il s'en faut
ue la physique et la chimie aient borné là leurs ser-
ices. Dans bien d'autres cas de médecine pratique, la pre-
nière nous prête le secours de ses instruments et de
es agents (électricité, lumière, etc.), et la seconde,
elui de ses agents aussi (réactifs, etc.) et de ses ana-
ses.

Reconnaissons donc que si les sciences physiques ne
ont pas au médecin d'une nécessité aussi immédiate
ue l'anatomie et la physiologie, elles sont néanmoins
idispensables et s'imposent, soit pour aider dans les
echerches que poursuivent ces deux sciences fonda-
ientales, soit pour éclairer l'étude des symptômes dans

certaines affections, lorsque l'art réclame du praticien l'application de toutes ses connaissances.

III

La pathologie et ses divisions élémentaires. — Diagnostic. — Etiologie. — Pronostic. — L'anatomie pathologique et l'histologie. — La thérapeutique.

Celle des sciences médicales qui constitue la médecine proprement dite, et dont les fondements reposent sur les sciences précédentes est la *pathologie* (1) (science des maladies). Elle se compose de divers éléments dont le concours tend vers un but unique : soulager ou guérir le malade.

Exposons succinctement ces éléments et nous aurons donné une idée suffisante de l'importance et de l'étendue des matières qu'embrasse la pathologie.

(1) *Pathos*, maladie, *logos*, discours.

Diagnostic (1). — Pour traiter avec efficacité une
maladie, en même temps pour ne pas nuire au malade
en appliquant des remèdes intempestifs, très dange-
reux peut-être dans certains cas, il faut d'abord satisfaire à cette première nécessité : le *diagnostic*, expression qui signifie à la fois reconnaissance et distinction
de la maladie. Mais la maladie, comme l'a dit le professeur Piorry, n'est pas une unité : « les organes
solides ou liquides étant. multiples, leurs relations
étant nombreuses, il arrive que la souffrance primitive
des uns se complique bientôt de la souffrance consé-
cutive des autres, ou encore qu'un bon nombre de ces
organes souffre simultanément ». Le diagnostic sera
donc une opération complexe, d'abord au point de vue
de l'affection en elle-même, ensuite, outre les interro-
gations et les explorations physiques pour découvrir le
siège, l'étendue, l'intensité, la nature des altérations,
le praticien devra, pour mieux s'éclairer, sonder le
tempérament, les prédispositions héréditaires ou

1) *Diagnôcis*, discernement.

acquises, les habitudes hygiéniques du malade. Parf(
même il sera obligé, pour se confirmer dans son d
gnostic, de prendre en considération les effets de
médication qu'il aura instituée.

Nous pensons qu'il est inutile d'insister sur l'impo
tance de l'opération diagnostique, importance évidei
ment capitale, puisque sans la notion qu'elle fouri
(la connaissance de la maladie), on ne peut traiter
malade qu'à tout hasard et courir bien plus le risq
de lui nuire que la chance de le soulager. « Le di
gnostic, a dit un auteur, est la pierre de touché de
médecine. »

Nous avons indiqué ailleurs les secours que les in
truments de physique et les moyens chimiques peuve
offrir au praticien dans la recherche des signes
certaines maladies; nous ne reviendrons pas sur
sujet, et nous exposerons encore moins la longue ér
mération de tous les autres procédés pratiques d'i
vestigation auxquels les grandes méthodes de l'o
servation et de l'expérimentation ont donné naissan(
Nous ne saurions toutefois passer sous silençe

découverte de Laënnec (1), *l'auscultation*, ou procédé pour percevoir par l'application de l'oreille, les signes révélateurs des désordres profonds de la poitrine, du cœur, des gros vaisseaux. C'est bien là une de ces inventions impérissables, suffisant à donner l'immortalité à leurs auteurs, et cependant combien de personnes instruites ignorent le nom de Laënnec, comme d'ailleurs celui de Jenner, l'inventeur de la vaccination, et les noms d'autres génies bienfaiteurs de l'humanité, laquelle sait parfaitement, en revanche, comment s'appellent tous les gens qui l'ont envoyée aux abattoirs des champs de bataille.

C'est grâce à l'auscultation et à un autre moyen qu'on lui associe la *percussion* (découverte par Awen-

---

(1) Né à Quimper, en Bretagne en 1781. C'est à l'hôpital Necker « qu'il fit et poursuivit dans tous ses détails, dans toutes ses applications, cette admirable découverte de l'auscultation, qu'il porta du premier jet à un tel point de perfection, qu'aujourd'hui, après cinquante années d'épreuves, l'ouvrage qui la promulgua est encore debout; et, qu'à part certaines particularités relatives surtout aux maladies du cœur, il peut être regardé comme représentant l'état de la science. (BGD. *Dictionnaire encyclopédique des sciences médicales.*) Laënnec est mort phtisique en 1826.

brugger) (1) que nous suivons pas à pas, pour ain
dire, les progrès des inflammations bronchiques (
pulmonaires, de la tuberculisation dans ces mêmi
voies, des maladies organiques du cœur et des gr(
vaisseaux (anévrysmes); ce qui n'empêche pas assur
ment de tenir compte des autres symptômes présenti
par l'état général du sujet dans ces maladies.

Toutes les maladies ne se diagnostiquent pas fac
lement. Il y en a même d'impossibles à reconnaître o
à distinguer, malgré l'attention la plus appliquée (
malgré l'aide des plus utiles perfectionnements d
recherche. Ce vieux dicton populaire : le *médecin n'e*
pas sorcier, s'il a le défaut de n'exprimer qu'une vérit
à la façon de M. Prudhomme, indique bien que, dan
certains cas, le praticien aurait besoin d'être plus qu'u.
homme pour atteindre l'inconnu qu'il poursuit.

(1) Awenbrugger, né à Graetz (Styrie) en 1722, pratiqua la méde
cine à Vienne, où il vécut ignoré de la France et des autres nations
Il est mort en 1788. La postérité ne saurait oublier son nom après l
service signalé qu'il a rendu à la pratique. A l'aide de la percussioi
seule, nous arrivons à connaître avec une exactitude presque mathé
matique, le volume de certains organes profonds, tels que le cœur, li
foie, la rate, par exemple, organes susceptibles d'acquérir sous diver
ses influences des dimensions considérables relativement au volumi
normal.

Souvent le temps fournit, sinon la certitude, du moins des présomptions plus ou moins fortes sur la nature des troubles qu'on est impuissant à expliquer au début. Même dans des cas communs tels que ceux des fièvres éruptives (variole, rougeole, scarlatine) et des fièvres continues (fièvres gastriques, rémittentes, muqueuse, typhoïde), le médecin le plus capable ne saurait affirmer dans un sens absolu un diagnostic dès l'invasion de ces maladies, attendu que les symptômes particuliers à chacune d'elles ne se révèlent qu'au bout d'un nombre variable de jours. Il peut arriver parfois malheureusement que la connaissance de l'affection soit sur le champ nécessaire, dans l'intérêt de l'existence même du malade, comme par exemple, lorsqu'il s'agit d'une fièvre pernicieuse. Le premier accès pouvant devenir funeste (ce qui s'observe assez rarement dans nos pays), on conçoit que le praticien doive, dès son premier examen, être fixé sur la nature des accidents pour agir de suite et mettre *à coup sûr*, à l'aide du sulfate de quinine à haute dose, son client à l'abri d'un second ou d'un troisième accès qui l'emporteraient infailliblement. C'est là un de ces cas rares où la médecine semble réellement divine, tant apparaît éclatante et rapide l'efficacité de son intervention.

Etiologie (1). — L'étiologie étudie les causes qui produisent les maladies : « nulle partie de la médecine, dit M. Bouchut, n'offre autant d'incertitude et ne fournit autant de résultats illusoires que l'étiologie. »

Puisque nous avons cité cet auteur d'un excellent traité de pathologie générale qui est à sa deuxième édition, empruntons lui encore pour donner au lecteur une idée de l'étiologie, la division qu'il adopte des causes des maladies. M. Bouchut les divise en :

« 1° *Causes prédisposantes générales.* Celles qui agissent sur un grand nombre d'individus à la fois... telles sont, par exemple, l'influence de l'atmosphère, des saisons, des climats, de la localité.

2° *Causes prédisposantes individuelles,* se rattachant aux influences d'âge, de sexe, de tempérament, de profession, d'hérédité.

3° *Causes déterminantes ou occasionnelles.* Elles

(1) De *aitia*, cause, *logos*, traité.

sont très nombreuses, dit M. Bouchut, et comprennent toutes les causes morales, mécaniques, traumatiques et chimiques; toutes les causes spéciales et spécifiques, telles que poisons, venins, miasmes, virus qui agissent soit à l'extérieur, soit à l'intérieur du corps humain. »

Nous croyons inutile de donner des exemples, le lecteur n'étant pas embarrassé pour reconnaître de lui-même plus d'une des diverses influences que nous avons signalées dans la production des maladies. Nous ajouterons seulement que la science actuelle est loin d'avoir trouvé l'origine, la cause déterminante de tous les maux qui affligent l'humanité. On possède à l'égard de beaucoup d'entre eux des données plus ou moins plausibles, plus ou moins confirmées par l'observation et l'expérience, mais de nombreux *desiderata* sont à combler, et de nouveaux progrès dans le domaine de l'étiologie éclaireraient peut-être à la fois l'hygiène et la médecine, pour prévenir ou pour combattre plus efficacement des affections restées incurables jusqu'à ce jour.

Pronostic (1). — On entend par cette désignation le jugement que l'on porte sur la durée d'une maladie, sur les éventualités qu'elle présentera, et surtout sur son mode de terminaison heureux ou funeste.

Ce jugement est d'autant plus sûr qu'il est fondé sur l'étude plus approfondie de toutes les considérations relatives à la maladie et au malade; car il s'en faut que le type d'une affection ne change pas, et il a insisté sur une vérité utile, le professeur de clinique qui a dit qu'il y avait autant de maladies que de malades (2). La pratique démontre ce fait tous les jours. Indépendamment, en effet, des formes diverses, de l'intensité variable que prend une même maladie, les circonstances tenant au malade même, telles que circonstances d'âge, de tempérament, d'habitudes, etc., s'imposent à l'attention du médecin qui tient d'abord

(1) De *pro*, d'avance, et *ginóskeïn*, connaitre.
(2) Le médecin qui traiterait une fluxion de poitrine, par exemple, d'après une méthode exclusive de traitement, donnerait la preuve d'une bien coupable ignorance. Il s'en faut que le même traitement convienne à toutes les inflammations pulmonaires, et il s'en faut que toutes ces inflammations présentent la même gravité.

à instituer un traitement rationel, ensuite à ne pas
porter à la légère le jugement dont nous avons parlé,
le *pronostic*.

Anatomie pathologique (synonyme d'anatomie anor-
male). — M. Barth, dans le ***Dictionnaire encyclopédique
des sciences médicales*** la définit : « L'anatomie pathologique est cette branche des sciences médicales qui a
pour objet la connaissance des altérations produites
par la maladie dans les solides et les fluides du corps
humain : elle étudie les changements que les organes
subissent, dans leurs rapports, leur forme, leurs dimensions et autres caractères physiques, les modifications de leur structure, les métamorphoses de leurs
éléments constitutifs et les produits nouveaux déve-
loppés au sein de l'économie. Elle a pour complément,
pour but pratique, d'en déduire les notions capables
d'éclairer le diagnostic, le pronostic et le traitement. »
L'anatomie pathologique est une branche presque
nouvelle des sciences médicales. Son importance a été
trop réduite par les uns et exagérée par les autres. Le
public, étranger aux discussions du pour et du contre

sur cette question, n'en comprendra pas moins, nous en sommes persuadé, surtout après la définition si précise de M. Barth, que l'étude des altérations matérielles, des lésions organiques, doit être d'une utilité incontestable au médecin. Que cette étude ait produit peu de résultats jusqu'à présent au point de vue des applications au traitement des maladies (1), elle ne pourrait être, malgré cela, négligée sans un grave préjudice pour la science, car elle a fait déjà beaucoup de lumière de certains côtés, et l'avenir lui réserve peut-être de belles découvertes, si elle est toujours cultivée avec cette ardeur que dépensent pour elle les professeurs les plus éminents de nos facultés. La tendance anatomique, c'est-à-dire celle qui pousse vers les recherches matérielles, exactes, est de notre époque et la caractérise nettement. Les opinions vita-

(1) Ainsi la connaissance exacte des phases de l'évolution tuberculeuse dans le poumon d'un phtisique et celle même de la composition élémentaire du tubercule, n'ont pas mis sur la voie d'un traitement plus sûr de la phtisie. L'analyse minutieuse des éléments qui constituent les diverses tumeurs, n'empêche pas, hélas! qu'en présence d'un cancer, le chirurgien ne soit toujours dans la nécessité cruelle de recourir à une opération, seul remède connu jusqu'à ce jour.

listes (doctrine de la force vitale) qui voyaient un grand nombre de *maladies essentielles,* de maladies sans matière (sans lésions), ont perdu beaucoup de terrain depuis la création et les progrès de l'anatomie pathologique, celle-ci ayant montré des lésions là où l'on croyait que les troubles observés étaient seuls et essentiellement la cause de la maladie.

L'*histologie* (1) morbide, qui n'est que l'anatomie pathologique aidée du secours puissant du microscope, a poussé ses investigations jusqu'aux éléments constituants de nos tissus, pour saisir, en utilisant aussi les réactifs chimiques, les modifications que subissent ces éléments sous l'influence des causes morbides. De là un jour tout nouveau sur des questions importantes de diagnostic. Le diagnostic relatif à la nature des diverses tumeurs, par exemple, qui était souvent plein d'obscurité avant les découvertes histologiques, peut être

(1) De *istion*, tissu, *logos*, traité. L'histologie normale étudie la constitution élémentaire des tissus; l'histologie morbide étudie ces mêmes tissus au point de vue des altérations qu'ils présentent.

aujourd'hui d'une certaine précision et fournir avec plus ou moins d'exactitude la connaissance des éléments qui produisent ces tumeurs. Nous insisterons un peu sur ce sujet, parce que la querelle dure encore entre les partisans de toutes ces minutieuses recherches d'anatomie et ceux qui ne reconnaissent pas à ces études d'utilité bien positive. Les deux camps comptent des praticiens fort distingués en dehors des anatomistes, des histologistes exclusifs qui ne voient d'avenir que dans les travaux d'amphithéâtre et dans le microscope, et qui n'acceptent aucune influence au-delà des altérations matérielles pour expliquer les troubles de l'économie.

M. Verneuil, professeur à la faculté de Paris, un érudit, un savant et un praticien à la fois, un de ces hommes qui suivent avec un intérêt passionné tous les travaux, toutes les découvertes, persuadés que l'on ne reçoit jamais assez de lumière, releva en 1867, d'une façon brillante, l'histologie et le microscope, auxquels M. Nélaton, praticien éminent aussi, jetait un peu trop dédaigneusement la désignation de faux semblant de science. Empruntons quelques passages à ce plaidoyer publié dans la *Gazette hebdomadaire* de cette époque :

« Ceux qui se servent du microscope ont indiqué cent fois et indiquent tous les jours le but qu'ils poursuivent. Ils veulent compléter l'anatomie pathologique des Morgagni, des Bichat, des Bayle, des Laënnec (1), avec des yeux cent, deux cents, cinq cents fois plus puissants. Grâce à la lentille, ils explorent un monde nouveau, absolument fermé à nos sens ordinaires ; ils étudient dans leurs moindres détails, à leur origine, dans leur évolution et leurs transformations, les lésions innombrables qui nous détruisent.

» Comme il n'existe aucune séparation tranchée entre l'anatomie pathologique faite avec l'objectif (2) et l'anatomie pathologique faite avec le scalpel, il faudrait, pour être logique, proscrire en bloc tout cet ordre de connaissances, et montrer qu'il est inutile, nuisible même à l'étude de la chirurgie. Si M. Nélaton recule devant cette conclusion exorbitante, il faut s'attendre à le voir un jour, à l'Institut, conseiller à ses collègues

(1) Tous ces noms sont ceux des fondateurs de l'anatomie pathologique.

(2) On sait que l'objectif du microscope est la lentille simple ou composée tournée vers l'objet dont on veut faire l'examen.

de la section d'astronomie l'abandon du télescope et la naïve contemplation du ciel à nu...............

» S'il est bon de diagnostiquer une pierre avec la sonde, un polype avec le laryngoscope (1), une amaurose avec l'ophtalmoscope (2), une paralysie avec la pile (3), un diabète (4) avec la potasse, pourquoi rejeter la lentille pour reconnaître une leucocythémie (5) ou une spermatorrhée (6) ?

(1) Instrument qui sert à examiner l'intérieur de l'organe vocal, le larynx. Un polype est une excroissance charnue susceptible de se montrer dans les cavités naturelles (larynx, fosses nasales, rectum, matrice).

(2) Instrument dont nous avons indiqué ailleurs l'usage. L'amaurose connue aussi sous les noms de goutte sereine, cataracte noire, consiste dans un affaiblissement ou même la perte totale de la vue. C'est grâce à l'ophtalmoscope que l'on peut préciser le siége de la lésion dont l'amaurose n'est qu'un symptôme. Cette affection peut aussi exister sans altération matérielle ou se rattacher à des états morbides étrangers à la vision.

(3) L'électricité a été d'un puissant secours dans le diagnostic et le traitement de certaines paralysies.

(4) Diabète ou maladie sucrée. La potasse est le réactif chimique qui, combiné à la chaleur, sert à déceler la présence du sucre dans l'urine des diabétiques, par la coloration et le précipité qu'offre ce liquide traité comme il convient.

(5) Leucocythémie, état morbide caractérisé par une augmentation en proportion plus ou moins sensible des globules blancs du sang aux dépens des globules rouges. Cette altération n'est bien connue que depuis l'application du microscope.

(6) Spermatorrhée. Affection dans laquelle les malades perdent sous la moindre influence d'excitation le liquide spermatique. D'au-

» Pour notre part, si quelqu'un nous faisait l'honneur de nous demander quelles sont les tendances actuelles de la chirurgie française, nous répondrions que, pour aborder l'étude très difficile de la clinique, la génération vivante s'arme d'abord de toutes les ressources que lui prêtent généreusement les sciences voisines ; qu'elle tend la main aux anciens et aux modernes, anglais, allemands, italiens, pour leur emprunter des faits ou des idées ; qu'elle partage son temps entre le laboratoire et l'amphithéâtre, la bibliothèque et l'hôpital ; qu'enfin, elle ne renonce à rien de ce qui l'instruit, n'étant ni assez folle ni assez vaniteuse pour répudier ce qui peut lui servir à rendre la science plus complète et la pratique plus efficace. »

Ce dernier passage nous paraît résumer la meilleure profession de foi, le meilleur programme d'ins-

tres liquides pouvant s'écouler par la même voie, le microscope tranche la difficulté en reconnaissant ou en ne reconnaissant pas dans le liquide perdu les éléments du sperme (spermatozoïdes).

Nous avons tenu à entrer dans toutes ces explications pour donner au lecteur une nouvelle preuve du degré de perfection auquel la médecine contemporaine a pu atteindre, grâce aux progrès des autres sciences d'observation (physique, chimie, anatomie, physiologie.)

truction médicale qui puissent convenir au professeur pour l'enseignement, et à l'élève pour la direction de ses études.

Thérapeutique. — Nous voilà arrivé au but, à la fin en vue de laquelle toutes les sciences médicales ont été fondées et se développent depuis leur création.

La thérapeutique est l'application raisonnée des moyens propres à soulager ou à guérir. Nous disons *l'application raisonnée,* parce que cette application suppose toutes les connaissances précédentes, desquelles nous avons cherché à donner une idée, tandis que leur étude complète demanderait des volumes.

Le clinicien, c'est-à-dire le médecin à l'œuvre, tirant partie de tout ce qu'il sait, fait donc de la thérapeutique, mais seulement après avoir fait du diagnostic, du pronostic, de l'anatomie pathologique, en un mot, après avoir étudié son malade, la maladie de ce dernier et toutes les circonstances particulières qui se rattachent à l'un et à l'autre. Il ne lui suffit pas d'être instruit au praticien qui lutte, il faut qu'il sache appliquer sa science, et quand il l'applique bien il fait de l'*art.*

Quant aux moyens pour soulager ou guérir employés par la thérapeutique, ils sont aussi nombreux
que variés. Le chirurgien et le médecin ont chacun
leur arsenal, ce qui ne les empêche pas l'un et l'autre de se rencontrer souvent sur le même terrain dans
la pratique ; car les limites entre la chirurgie (1) et la
médecine ne sont pas assez rigoureusement tranchées,
pour que le chirurgien puisse se passer d'être médecin et réciproquement (2).

D'une part donc, *moyens chirurgicaux :* opérations
manuelles avec ou sans le secours d'instruments,
applications d'appareils divers, conformément au but,
emploi de moyens spéciaux ; d'autre part, *moyens
médicaux*. Ces derniers nous sont offerts par la *matière médicale*, encore une branche des sciences médicales dont nous n'avons pas eu jusqu'à présent l'occasion de parler et qui étudie les substances employées
dans le traitement des maladies, substances se tirant

(1) Connue aussi sous le nom de pathologie externe ou chirurgicale,
par opposition à la pathologie interne ou médicale.
(2) On entend généralement par chirurgien, le praticien qui, s'étant
livré de préférence à l'étude des maladies chirurgicales, se donne
aussi d'une façon un peu spéciale à la pratique des opérations.

des trois règnes naturels, minéral, végétal et animal.
L'expérimentation des plus actives d'entre ces substances a été faite sur les animaux par la physiologie,
et on est parvenu à définir avec plus ou moins de précision et de vérité leurs modes d'action (1) sur tel ou
tel organe, sur tel ou tel système ou tissu, ou même
sur l'ensemble de l'économie. Donc, l'expérimentation physiologique, mais surtout l'expérience clinique
sont par excellence les moyens de contrôle en thérapeutique (2). Toutefois ainsi que le dit M. Gubler (3) : « La

(1) « Rechercher donc expérimentalement l'action physiologique des
médicaments, et surtout de leurs principes actifs, telle a été l'œuvre
féconde de ce temps-ci. Les animaux, le chien, le lapin, ont été mis
largement à contribution, mais l'homme aussi ; car si la tâche de la
méthode (expérimentale) est des plus délicates et des plus difficiles,
c'est son avantage pourtant de pouvoir être accomplie en grande
partie sans préjudice notable pour le sujet de l'expérience. Et cette
étude comparée a même été la condition particulièrement excellente
de la recherche. (DECHAMBRE. *Dictionnaire encyclopédique des
sciences médicales.* Introduction.)

(2) L'expérience clinique n'est pas autre chose parfois que l'empirisme
pur, en ce qu'elle ne peut pas expliquer scientifiquement certains résultats de ses découvertes. Ainsi nous ne savons pas ou nous savons peu
comment agissent les remèdes dits *spécifiques*, remèdes héroïques
dont malheureusement le petit nombre excessif se perd dans la vaste
nomenclature de la matière médicale : tels sont, par exemple, le
mercure et l'iodure de potassium employés dans la syphilis ; le sulfate de quinine, dans les fièvres paludéennes.

(3) Professeur de thérapeutique à la Faculté de Paris.

thérapeutique n'est pas simplement la science des indications, elle n'est même pas uniquement une science
qui s'occuperait des rapports existant entre les remèdes et l'organisme sain ou malade : la thérapeutique
descend des hauteurs de la science pure pour devenir
l'*art de guérir*, et, afin de mériter ce titre, elle ne dé-
daigne pas les plus petits moyens, les plus vulgaires
procédés, ni les plus minces détails. Son domaine est
donc immense et les faits dont elle s'occupe offrent
une multiplicité et une variété en quelque sorte infinies (1). »

L'acceptation des théories, des hypothèses en thérapeutique, comme l'application de moyens nouveaux
exclusivement préconisés d'après ces théories ou ces
hypothèses, demandent la plus grande circonspection
de la part des praticiens, car la science du traitement
des maladies a subi des variations faites véritablement
pour décourager, si l'esprit pratique et éminemment
observateur de notre époque ne mettait l'avenir à l'abri
de si grands écarts. Veut-on un exemple de ces écarts,
le docteur Gustave Lebon (2) va nous le fournir :

(1) *Journal de thérapeutique* n° 1 (10 janvier 1874), Introd. page 9.
(2) G. LEBON, *La Vie, physiologie humaine appliquée à l'hygiène et à la médecine.* Introduction.

« Il y a peu de temps encore, lorsqu'on voulait prouver l'utilité de l'intervention médicale, on citait volontiers la saignée dans la pneumonie (1), moyen héroïque sans doute, puisque en y ayant recours on ne perdait que vingt-sept malades sur cent. Mais un jour, quelques médecins physiologistes se demandèrent si affaiblir le malade est un moyen bien efficace de le guérir; ils essayèrent de laisser simplement agir la nature, et la mortalité descendit à sept pour cent; d'autres, plus physiologistes encore, comprirent que pour permettre au malade de résister à la maladie, il faut soutenir ses forces : ils administrèrent les toniques, l'alcool notamment, et la mortalité se réduisit à trois pour cent. »

Sans doute les statistiques ne peuvent prouver d'une façon absolue que les résultats enregistrés et comparés découlent, quant aux chiffres, rigoureusement des médications employées, parce que tous les malades ne se ressemblent pas relativement à leurs conditions plus ou moins favorables ou défavorables de constitution, de même que la maladie elle-même n'est pas identique dans tous les cas au point de vue de son intensité, de sa forme,

(1) Pneumonie, inflammation du poumon. Cette inflammation est connue dans le public sous le nom de fluxion de poitrine.

ëtc. Cependant il faut bien admettre qu'il y ait un fond de vérité, et ce fond de vérité a été tellement pris en considération, que l'on n'a pas renoncé à la saignée dans la pneumonie seulement, mais qu'on l'abandonne aujourd'hui dans le traitement de maladies où on la pratiquait jusqu'à l'abus, il y a peu de temps encore, comme dit M. Gustave Lebon (1). Ce temps était celui de Broussais et de la doctrine de l'*irritation*, doctrine séduisante par sa simplicité, qui voyait partout des états inflammatoires et qui, en conséquence, réduisait la thérapeutique aux saignées, aux sangsues, aux purgatifs, à la diète, aux débilitants de toute nature. Si Broussais a rendu des services en combattant l'exagération des vues vitalistes, il est tombé lui aussi dans

(1) Plusieurs travaux remarquables publiés à notre époque sur l'analyse du sang dans divers cas physiologiques ou morbides, ont eu aussi leur large part d'influence dans le mouvement de réaction contre la saignée. Ainsi, certains symptômes de l'état de grossesse, symptômes analogues à ceux qui résulteraient d'un excès de sang chez les tempéraments pléthoriques, doivent être rattachés au contraire à une faiblesse du sang par diminution des globules rouges dans ce liquide; en d'autres termes, les femmes grosses, que l'on saignait beaucoup autrefois, dans la croyance où l'on était que ces femmes se trouvaient pléthoriques, sont de nos jours presque constamment reconnues anémiques depuis les découvertes de MM. Becquerel, Rodier, etc., sur l'état du sang pendant la gestation.

une exagération opposée, et malheureusement les malades ont fait les frais de la croisade entreprise par la
médecine physiologique (1).

C'est là un grand exemple du danger des doctrines
exclusives et des moyens non moins exclusifs qui peuvent découler comme application de ces doctrines.
Ayons bon espoir pour l'avenir, tout en prenant confiance dans le présent : la thérapeutique s'est faite
science, un de ses professeurs les plus distingués nous
l'affirme après nous l'avoir prouvé par l'exposition des
méthodes sûres qui la dirigeront désormais.

« Au dix-septième siècle, dit M. Gubler, lorsque la
thérapeutique, livrée à la plus grossière ignorance, était
encombrée de superstitions ou de remèdes ridicules ou
immondes (2), Stahl a pu dire sans trop de métaphore
qu'elle ressemblait à une écurie. Or, la boutade du
chef de l'école animiste ne serait plus de mise aujour-

(1) Désignation que Broussais et ses disciples appliquèrent à leur
système médical.
(2) Il suffit, pour prendre une idée de la matière médicale à cette
époque, de parcourir les commentaires de Mathiolus sur Dioscoride.
On voit figurer sur la table qui précède cet ouvrage les crapauds, les
vipères, les cloportes, les punaises, etc., tout cela prescrit comme
remèdes avec un luxe de détails vraiment comiques.

d'hui : parce que beaucoup de faits ont été élucidés, des théories partielles édifiées, quelques principes rationnels promulgués et nombre d'erreurs détruites ; parce que, en un mot, la thérapeutique s'est faite une véritable science (1). »

La médecine n'est pas toujours active, militante, si l'on veut; elle peut se passer assez souvent des secours de la thérapeutique, car il y a des affections qui veulent être presque abandonnées à leur évolution naturelle. Dans ces cas, le praticien ne s'arme pas pour lutter ; il devient plutôt spectateur intelligent de la lutte des effets morbides contre l'organisme défendu par ses propres forces. Cette qualité de *spectateur intelligent* se révélera si des complications viennent troubler, enrayer violemment la marche régulière de la

(1) *Journal de thérapeutique*, numéro 1 (janvier 1874), introduction.
Dans le même numéro, M. Gubler, appréciant au point de vue de la thérapeutique le sens pratique qui distingue notre nation, s'exprime de la façon suivante : « Au reste, il n'est pas de sol plus favorable que le nôtre à la culture d'une science et d'un art qui exigent à la fois beaucoup de sagacité, de discernement et de saine raison, et qui répugnent d'autant plus aux fantaisies doctrinales et à l'esprit de système, que les erreurs se traduisent dans la pratique par les plus fâcheux mécomptes et les plus terribles conséquences. Aussi la médecine française est-elle sans contredit l'une des plus simples, des plus éclairées et des plus rationnelles. »

maladie, parce que le médecin pourra parfois ramener celle-ci dans sa voie et lui imprimer une heureuse direction.

Nous avons vu dans la première partie de notre travail, à propos de la résistance vitale de notre organisation aux causes de destruction, les effets merveilleux qui sont les produits de ce que les pathologistes appellent la *nature médicatrice*. Nous n'y reviendrons pas.

Nous ne donnerons pas de notions sur l'hygiène, cette science médicale, éminemment utile, parce que nous ne doutons pas que le lecteur ne se trouve déjà édifié sur son importance, les services qu'elle rend aux sociétés et aux individus qui suivent ses préceptes et l'intérêt qu'elle présente. Nous ne pouvons que l'engager à en faire une étude aussi complète et aussi assidue que possible ; c'est elle, bien plus encore que les traités pratiques de médecine populaire, qui lui enseignera à se passer des médecins.

IV

Médecins.— Allopathes.— Homéopathes.
Charlatans.

Le lecteur qui aura bien saisi le lien de solidarité féconde qui unit les sciences médicales, qui sera, en outre, bien pénétré de l'efficacité des seules méthodes qui conviennent à toutes (l'observation et l'expérience aidées par la raison), se fera, croyons-nous, une idée assez juste des principes qui doivent guider le médecin dans la pratique. Ces principes sont positifs et indépendants des doctrines, des systèmes qui ont eu ou qui auront la prétention de tout expliquer avec des données exclusives. Tout l'édifice médical ne tiendra désormais que par eux, et si l'esprit de spéculation venait encore les étouffer pour un temps, nul doute qu'ils reparaîtraient plus puissants et plus indiscutables.

Les sciences, comme les idées politiques et sociales, ont eu leur 89 ; leurs plus grandes découvertes datent de cette révolution pacifique dont les législateurs immortels sont Bacon et Descartes, et, à moins de désespérer de la raison comme du progrès, on ne conçoit pas que l'avenir puisse abandonner la voie que lui a tracée le génie.

Pourquoi donc faut-il qu'aujourd'hui des médecins ayant fait les mêmes études positives, et ayant pu se convaincre de la solidité qu'elles doivent aux méthodes modernes, se divisent lorsqu'il s'agit d'appliquer leurs connaissances à l'art de guérir? Sur quoi repose cette distinction que l'on établit entre médecins allopathes et médecins homéopathes ? Nous serons aussi impartial que possible, mais nous croyons qu'il suffit, surtout en France, d'énoncer la doctrine et la thérapeutique homéopathiques pour les condamner sans appel. En nous abstenant de détails qui pourraient ne pas être bien intelligibles pour un lecteur étranger aux questions médicales, nous nous contenterons de dire 1° que la doctrine homéopathique repose sur une donnée de l'imagination que rien ne justifie, et que, par l'admission d'une puissance morbifique, c'est-à-dire d'une entité inexpliquée et inexplicable dans la production des maladies, elle sort des voies scientifiques et semble nier les progrès admirables de la médecine contemporaine, dont le caractère, on le sait, est avant tout positiviste ; 2° la thérapeutique des homéopathes est encore plus imaginaire, s'il est possible, que leur doctrine ; car « elle est fondée, disent MM. Littré et Robin (1), sur cette fausse donnée que la puissance curative des médicaments, dépend de la propriété qu'ils ont de faire naître des symptômes semblables à ceux de la maladie et la surpassant en force ; or, suivant eux (les homéopathes), deux maladies ne pouvant exister dans un organe, la maladie *artificielle* qu'on produit avec le médicament, détruirait la *spontanée...*, et comme elle serait de nature à ce que la force vitale triomphât bientôt d'elle (la maladie artificielle), elle s'éteindrait avec le médicament, etc. »

Les médicaments sont employés à dose tellement infinitésimale, à l'aide de ce que l'on appelle les dilutions, qu'il est reconnu que les substances les plus actives, diluées selon la formule homéopathique, ne produiraient aucun effet chez les malades qui consommeraient ces dilutions. Hahnemann, le fondateur de cette méthode de traitement, admet en outre, contre le

____

(1) *Dictionnaire de médecine, de chirurgie*, etc. 12ᵉ édition.

bon sens, qu'à chaque division, le médicament acquiert un nouveau degré de puissance. Tout cela est-il assez nuageux, assez fantaisiste, assez caractéristique du côté faible de la science allemande? Peut-on comprendre maintenant que des médecins français, élevés dans les principes de nos écoles, adoptent et professent de pareilles idées, dénuées même des moindres apparences de vérité. « Si l'homéopathie a trouvé des partisans dans le monde, dit M. Bouchut (1), c'est que la plupart des maladies guérissant par les seuls efforts de la nature, le malade qui s'imagine prendre un remède, lorsqu'il ne boit que de l'eau claire, frauduleusement décorée d'un nom pharmaceutique, attribue à ce remède illusoire et à la méthode elle-même une guérison dont l'honneur revient à la nature. Si des médecins trop enthousiastes et que je crois sincères adoptent ce système, c'est que, trompés par le résultat et subjugués par le fait accompli, ils se hâtent de conclure de la guérison à l'efficacité du remède, sans connaître la marche naturelle du mal et sans se douter

(1) Bouchut. *Nouveaux éléments de pathologie générale*, 2ᵉ édit.

qu'un semblable succès eût couronné *l'expectation* (1).

. . . .

Il est préférable d'abandonner une maladie régulière à sa terminaison naturelle, si elle doit être heureuse, que de la compliquer par l'action de remèdes intempestifs. L'homéopathie n'a de succès dans le monde que par sa substitution aux médecins malavisés qui n'entendent pas l'indication (2) et qui ne savent pas s'abstenir à propos. Elle échouera, au contraire, là où il faut agir, et quand elle fait perdre ce moment opportun désigné par Hippocrate sous le nom d'*occasion*..

. . . .

» Agir selon l'occasion, en imitant les procédés de la nature, s'abstenir à propos et volontairement d'une manière raisonnée, voilà le fait du médecin expérimenté qui connaît la marche naturelle des maladies. »

(1) *Expectare*, attendre. L'expectation est l'observation pure et simple de la marche de la maladie dans des cas qui veulent être presque abandonnés à leur terminaison naturelle et que des médications actives pourraient plutôt compromettre que servir.

(2) L'indication, c'est-à-dire l'indication du traitement qui convient au malade, notion qui découle de l'examen de ce dernier et de l'appréciation des circonstances particulières pouvant se rattacher à la maladie comme au sujet.

Ce dernier passage résume la règle de conduite du médecin allopathe, dont en outre, la thérapeutique rationnelle et expérimentale est infiniment plus sûre que la thérapeutique illusoire des homéopathes.

Charlatans.

Nous ne saurions mieux faire pour édifier le lecteur sur le compte des charlatans, sur leurs catégories, leurs moyens de se produire, que de citer l'analyse de la thèse du professeur Rostan, analyse donnée par M. Béclard, dans son éloge de Rostan, lu à l'Académie de médecine le 17 décembre 1867 :

« Le charlatanisme médical, tel était le sujet de thèse choisi par le candidat. A tout seigneur tout honneur : voici d'abord le charlatan patenté, dont le diplôme couvre la marchandise. Habile à se faire valoir, il a des prôneurs qui le vantent, des sots qui le croient, des protecteurs qui l'appuient. Celui-ci se pose en victime, et va criant partout à l'injustice ; vous croyez peut-être qu'il cherche des juges ? C'est à la multitude qu'il en appelle. Celui-là, mieux avisé, se met en quête d'une plume vénale, âme perfide, dont il connaît le

prix. Non moins affamé de publicité, mais plus inof-
fensif, cet autre inonde de ses brochures, véritable
fléau des bibliothèques, les académies des deux mondes. En voici d'autres encore : ceux-là forment une
légion : faux disciples d'une doctrine qui s'annonce
pompeusement comme le contraire de l'ancienne médecine, on les voit, pour complaire aux caprices d'un
public follement épris de tout ce qui est nouveau,
s'affubler d'un manteau d'emprunt, menteuse amorce
qui recouvre une double imposture.

» Le tour vient ensuite des bateleurs du salon et de la
rue, dont l'audace fait toute la science. Avec quel
accent de généreuse indignation les manœuvres de
cet insaisissable Protée sont dénoncées et flétries !
Mais l'auteur se gardera bien d'invoquer une loi dont
on voudrait aujourd'hui redoubler les rigueurs : loi
surannée, impuissante et illusoire, dont les arrêts
manquent presque toujours de l'assentiment public,
qui transforme les condamnés en victimes, et donnent
à leurs mystérieuses pratiques l'attrait du fruit défendu.
Empêcherez-vous de consulter l'homéopathe, la reli-
gieuse, la châtelaine ou la somnambule ? L'homme
croit facilement à ce qu'il désire : la confiance des

malades sera toujours inépuisable, comme l'espérance. L'État présente au public, marqués de son empreinte, ceux qui lui offrent des garanties éprouvées : il montre l'écueil et il signale le danger. Lorsqu'il a poursuivi, lorsqu'il a condamné ceux qui se parent d'un titre usurpé, sa mission protectrice est épuisée. L'intérêt collectif des hommes qu'une même profession réunit ne saurait être en opposition avec l'intérêt social. C'est en faveur du malade, et non en faveur du médecin, que l'État prévoyant a délégué entre les mains du docteur, de l'officier de santé ou de la sage-femme, le monopole gradué de l'art médical.

. . . .
. . . .

» Ce qu'il faut combattre, ce qu'il faut vaincre c'est bien moins la cupidité menteuse que la superstition. L'ignorance, voilà le véritable ennemi.

. . . .

» Le temps où les rois de France imposaient les mains pour la guérison des écrouelles n'est pas encore si loin de nous.

» Les dupes ne sont pas toutes sous la veste du paysan et sous la blouse de l'ouvrier ; on en pourrait rencontrer sous l'hermine et sous l'épaulette. Un beau matin, un échappé de caserne (1) annonce, à grand fracas, qu'il guérit, à la parole, tous les paralytiques ; et dans ce Paris du dix-neuvième siècle, qui se dit la première ville du monde, il se trouve des gens de toutes conditions pour accourir à son appel. On se presse, on s'étouffe autour de la maison où le nouveau Tabarin a dressé ses tréteaux. Le glorieux habit de nos soldats d'Afrique, toujours au premier rang sur le chemin de la victoire, devient la scandaleuse enseigne d'une triste bouffonnerie.

» Humilié par de pareils outrages au sens commun, l'esprit se reporte involontairement en arrière. La sorcellerie indécente et sinistre du moyen âge s'est dissipée au souffle de l'esprit d'examen ; mais le monde nouveau n'a pas encore vaincu le monde ancien. Il est une clientèle pour longtemps encore inféodée à la fraude et à l'imposture. »

(1) Tout le monde se rappelle le zouave Jacob.

V

Notions sur les principales doctrines médicales.

MM. Littré et Robin dans leur *Dictionnaire de médecine et de chirurgie,* entendent par doctrine médicale un « ensemble de notions philosophiques qui ont successivement guidé les médecins dans l'interprétation des caractères de la substance organisée et de ses phénomènes principalement envisagés au point de vue de leurs états accidentels ou morbides. » Jetons rapidement un coup d'œil sur les doctrines les plus influentes qui se sont produites en médecine, et qui sont aujourd'hui encore acceptées dans une juste mesure, c'est-à-dire tant qu'elles n'ont pas la prétention de s'imposer à l'exclusion de toutes les autres, pour expliquer à la fois l'organisme et tous les phénomènes morbides dont il peut être le théâtre.

Empirisme. — Cette doctrine affirme que l'expérience seule est capable de bien diriger le médecin dans la pratique. Nous avons eu trop souvent l'occa-

sion de signaler les bienfaits de la méthode expérimentale pour condamner absolument la manière de
voir des empiriques purs ; elle n'est à blâmer que dans
son exclusivisme. Sans doute l'expérience est la grande
école du praticien, mais pourquoi faire table rase de
toutes les explications, de tous les raisonnements qui
ne trouveraient pas directement leur confirmation dans
les faits observés. La science et la pratique ne peuvent avancer que par l'union de l'expérience et de la
raison. L'empirisme pur, d'ailleurs, supprimerait la
science proprement dite, et ce n'est que lorsque celle-
ci sera impuissante pour mieux nous diriger, que nous
aurons recours aux données exclusivement empiriques.

Vitalisme (naturisme). — On fait remonter l'origine
du vitalisme jusqu'à Hippocrate. D'après cette doctrine
qui est celle de la force vitale, tous les actes morbides
doivent être rapportés à la vie considérée en dehors
de la matière organisée et de l'organisme. La *force
vitale,* la *nature,* l'*âme* de Stahl, l'*archée* de Van-Hel-
mont, toutes ces entités se ressemblent, et leur prétention à vouloir tout expliquer lorsqu'elles-mêmes
sont inexplicables les a fait rejeter des esprits positifs,

animés du juste désir de donner à la pathologie des fondements plus solides que ceux offerts par des forces occultes, tenant surtout leurs pouvoirs de l'imagination. Au reste, les grands vitalistes eux-mêmes, tels que Hippocrate et Galien dans l'antiquité, Barthez et l'illustre Bichat, le créateur même de l'anatomie générale, se sont gardés de généraliser leur doctrine, parce qu'ils ne doutaient pas que la médecine ne pouvait aspirer à être une science qu'appuyée sur l'observation sensible de l'organisation et de ses phénomènes, pour s'efforcer toujours de saisir leur signification, tant au point de vue physiologique qu'au point de vue pathologique.

Organicisme. — Cette doctrine est l'exagération inverse de la précédente. La tendance du vitalisme portant à considérer les actes morbides en dehors de la cause qui les produit, l'organicisme rattache toute cause aux actes morbides, ou mieux aux lésions matérielles observées. C'est donc le matérialisme en médecine. Mais ce matérialisme ne saurait, pas plus que les doctrines précédentes, fournir à lui seul la solution de tous les problèmes pathologiques. Si imposants que soient les progrès de l'école anatomique, les lésions ne suffisent pas à tout expliquer, et des maladies subsistent encore dont on cherche vainement le point de départ dans des altérations matérielles (beaucoup de maladies nerveuses ou névroses, par exemple) (1).

Parlerons-nous maintenant des doctrines physiques, chimiques, mécaniques, qui se rattachent au matérialisme médical. Citons M. Piorry à ce propos (2) :

« Séduits par certains faits dont les actions chimiques donnent la clef, ou par certains actes tout-à-fait en rapport avec les lois de la mécanique, ou encore par d'autres phénomènes sur lesquels l'électricité ou d'autres données physiques portent un grand jour, il est arrivé que les médecins ont voulu généraliser les applications de la chimie, de la physique et de la mécanique à l'explication des phénomènes des maladies. Tant qu'on a eu recours à des explications partielles,

(1) Dans des affections même où l'on peut constater des lésions matérielles, on voit celles-ci être tellement disproportionnées avec leurs symptômes, qu'elles semblent véritablement d'un intérêt très secondaire eu égard à l'état général du malade. Des altérations insignifiantes en apparence engendrent parfois des symptômes formidables, et, inversement, des lésions très profondes peuvent n'être traduites que par des symptômes légers.

(2) PIORRY, *Traité de pathologie médicale et de médecine pratique.*

déduites de faits anatomiques ou physiologiques sévères, on est arrivé dans ces applications à des vérités utiles.

. . . .

» Par cela même qu'il y a du vrai, soit dans les explications mécaniques, soit dans les applications de la chimie et de la physique à la pathologie, il en est résulté qu'aucune théorie reposant exclusivement sur une de ces sources ne peut être adoptée, et, qu'ici encore la généralisation est impossible. »

Outre les doctrines que nous venons de présenter, d'autres, moins prétentieuses, ont créé des tendances plus spéciales que nous devons encore mentionner.

Solidisme et humorisme. — La première de ces deux doctrines fait jouer aux parties solides de l'organisme le plus grand rôle dans l'explication des maladies en même temps qu'elle est l'occasion de certaines considérations thérapeutiques. Mais comme les liquides entrent en très grande proportion dans le corps humain, il ne faut pas accepter avec exagération l'influence des solides, et admettre aussi pour une bonne part l'influence irrécusable des liquides. Nous emprunterons à MM. Bouchut et Desprès, pour attester l'importance de l'humorisme, le passage suivant de leur *Dictionnaire de thérapeutique* :

« S'il n'est pas possible de faire de l'humorisme la base exclusive de la pathogénie (1) et de la thérapeutique, il est incontestable que les humeurs, c'est-à-dire le sang et les liquides émanés du sang, jouent d'une façon primitive ou secondaire un rôle si considérable dans le développement des maladies, qu'il faut de toute nécessité tenir compte de leurs altérations.

L'humorisme est la source d'un grand nombre d'indications thérapeutiques, et c'est à son indication qu'on veut évacuer la bile ; qu'on cherche à neutraliser les effets de la lymphe, enfin que l'on s'applique à combattre l'action des principes dartreux, syphilitique, scrofuleux, arthritique ; qu'on pousse à la sueur, aux urines, etc. Sous ce rapport, les médications antiphlogistiques, stimulante, vomitive, purgative, altérante, diurétique, sudorifique, etc., sont les conséquences de l'humorisme, et rien ne saurait en détruire l'importance. »

Quelle conclusion tirer de ce qui précède si ce n'est qu'il faut adopter toutes ces doctrines, dans une sage

______

(1) La pathogénie traite de la manière dont les maladies se développent. (*Pathos*, maladie, *guénécis*, génération.)

mesure, ainsi que nous le disions plus haut, puisque toutes ont leur bon côté, mais qu'il ne faut pas en adopter une à l'exclusion des autres. L'éclectisme est le résultat de cette manière de voir et devient la barrière où se heurteront les abus dans l'application de tout système médical ou physiologique. Un ex-professeur de l'ancienne Faculté de Strasbourg, M. L. Boyer, exprime dans les termes suivants la préférence qu'il donne à la doctrine éclectique (1).

« Des phénomènes, dit-il, qui obéissent à des lois parfaitement distinctes, impliquent des causes distinctes comme ces lois. De là découlent les distinctions du règne inorganique et du règne vivant, de l'esprit et de la matière de l'homme avec ses hautes destinées et de la brute. L'histoire nous a prouvé que le matérialisme, l'animisme, le vitalisme exclusifs se sont montrés à diverses époques; aucun d'eux n'a jamais pu régner seul, parce que les autres systèmes ont protesté au nom des faits qui leur appartiennent. L'écléctisme expérimental sera la vraie doctrine, en donnant leur place à chacun de nos éléments constitutifs. »

(1) Article : Histoire de la médecine, dans le *Dictionnaire encyclopédique des sciences médicales*, t. VI, note de la page 198.

VI.

L'état de la science sur deux grandes questions de pathologie.

§ I. — Notions sur la tuberculisation pulmonaire, connue sous le nom de phthisie.

L'état du malade que l'on appelle vulgairement un *poitrinaire* (1), autrement dit la *phthisie pulmonaire* est occasionnée par le développement dans les poumons d'un produit morbide, espèce de végétal organique désigné sous le nom de *tubercule*.

Il n'entre pas dans notre plan d'exposer les détails de l'organisation anatomique du tubercule et d'analyser ses divers éléments constituants, tels que *granules moléculaires, substance interglobulaire, corpuscules tuberculeux*. Qu'il nous suffise de dire que le microscope a pu seul permettre de compléter une étude aussi délicate et aussi complexe, et qui est du domaine de

(1) Poitrinaire, du mot poitrine. La poitrine est la partie du tronc qui renferme les poumons et les principaux organes de la circulation (cœur, gros vaisseaux). Elle est séparée du ventre par une cloison musculeuse désignée sous le nom de diaphragme.

l'anatomie pathologique, cette partie relativement nouvelle des sciences médicales dont nous avons cherché à donner une idée dans un autre chapitre.

Comme on sait que les poumons sont les organes essentiels de la respiration, on comprendra facilement la gêne que devra apporter à cette fonction le développement de tubercules dans le champ pulmonaire, gêne d'autant plus considérable que ces produits envahiront une surface plus étendue. La toux qui accompagnera leur évolution existera donc comme résultat de cette gêne, et comme symptôme commun d'ailleurs à toutes les affections de poitrine.

On distingue trois phases dans l'évolution tuberculeuse, ou, si l'on veut, trois degrés de phthisie. Dès l'apparition des éléments morbides, ceux-ci se montrent à l'état dit de *crudité*; ils se ramollissent ensuite, dégénèrent en suppuration, se *fondent* (2ᵉ degré); puis, finalement, ils s'évacuent dans les conduits aériens (les bronches) et, de là, au dehors par l'expectoration, entraînant avec eux les débris de la substance pulmonaire désorganisée. L'expression : *cracher ses poumons* est donc justifiée par le fait. Les portions de ces organes dans lesquelles les tubercules s'étaient développées

présentent, après l'évacuation de ces derniers, des cavités qui se réparent par cicatrisation, s'organisent et
prennent le nom de *cavernes* (3e degré de la maladie).
— Telle est la marche ordinaire que suit la nature
pour produire la guérison de la phthisie, à moins que
les tubercules ne subissent une transformation (1) qui
les fixe dans le poumon en les rendant désormais inof-
fensifs. C'est ce que nous apprend M. Lebert, un savant micrographe auquel l'anatomie pathologique doit
d'autres découvertes intéressantes :

« Le tubercule, dit-il, peut suivre jusqu'à la fin une
marche destructive (2)...

» Cependant il peut s'arrêter dans sa marche et se
terminer par une guérison plus ou moins complète.
Nous avons donc là deux ordres différents d'évolution.
Dans la première, que nous appellerons *évolution destructive,* nous distinguons deux périodes, savoir : le
ramollissement et la fonte. Dans la deuxième que nous

(1) Le produit de cette transformation est ce que l'on appelle l'*état
crétacé ;* le tubercule ressemble alors à une petite concrétion pier-
reuse.

(2) Marche destructive s'applique au tubercule et non au malade,
ce dernier pouvant aussi bien guérir à la suite de l'évolution destructive qu'à la suite de la transformation crétacée.

6

appellerons l'*évolution curative,* nous avons également deux sous-ordres qui correspondent aux deux périodes que nous venons de signaler, savoir : la transformation crétacée du tubercule crû, et la cicatrisation de l'ulcère tuberculeux. »

Nous tenions à bien acquérir ce point que la phthisie peut guérir, et elle guérit en effet « plus souvent qu'on ne pense », selon un clinicien distingué de l'hôpital Necker, agrégé de la Faculté de Paris. « Beaucoup d'élèves, en quittant l'hôpital, a dit **M.** Guéneau de Mussy, emportent de la phthisie l'idée d'une fatalité inexorable, il semble que sur le front de chaque malheureux atteint de cette maladie, on lise l'inscription tracée sur la porte de l'enfer par le poète italien : *lasciate ogni speranza.* Eh bien ! non, il ne faut pas désespérer, la phthisie peut guérir, elle guérit même plus souvent qu'on ne pense. »

Voilà donc de quoi donner bon espoir aux phthisiques. La seule condition pour leur guérison, après l'évolution naturelle que nous avons signalée des produits tuberculeux, c'est que ces produits ne repoussent pas, ou tout au moins ne repoussent pas dans des proportions telles qu'ils ne rendent la fonction respiratoire insuffisante pour les besoins de l'organisme, d'autre part affaibli par la concomitance d'autres accidents (fièvre, sueurs, diarrhée).

Les tubercules sont-ils l'effet d'une inflammation antérieure à leur apparition ou tiennent-ils un état général de la constitution, état général désigné sous le nom de scrofulisme? Nous ne nous prononçons pas, tout en considérant avec certains auteurs que la tuberculisation peut-être une forme de la scrofule.

Quelles sont les causes capables d'engendrer à la fois la phthisie et la scrofule ? D'une manière générale on peut dire que c'est toute circonstance hygiénique agissant à la longue pour occasionner une débilité constitutionnelle. Ainsi : nourriture insuffisante, travaux excessifs, séjour dans des lieux chargés de poussière, encombrés, dans des localités obscures, mal aérées (1); abus de plaisirs vénériens, alcoolisme, allaitement et grossesses répétées chez la femme ; toutes conditions détruisant l'équilibre entre la dépense

(1) M. Coste a produit la phthisie chez des chiens qu'il avait laissé longtemps séjourner dans des lieux humides, froids et mal éclairés.

organique et la recette et prédisposant à l'affection qui nous occupe (1).

L'hérédité est aussi une cause fréquente mais *non fatale* pour produire la tuberculisation.

Des expériences nombreuses entreprises par des hommes distingués, au nombre desquels nous citerons

(1) Si l'on veut être édifié sur la fréquence relative de la phthisie dans diverses contrées, qu'on lise le passage suivant que nous empruntons au professeur Grisolle (*Traité de pathologie interne*, t. II. Phthisie pulmonaire).

« Il est avéré aujourd'hui par de nombreux témoignages que la phthisie pulmonaire est une maladie commune dans presque tous les pays du globe : seulement sa fréquence n'est pas la même en tous lieux, et surtout il est prouvé qu'elle n'est pas, ainsi que quelques personnes l'avaient pensé, en rapport avec l'abaissement de la température Loin de là, presque inconnue dans le nord de la Norwège, aux îles Ferroë et en Irlande, on la voit déjà en Suède et surtout à Stockholm, entrer dans les décès pour une proportion d'un peu moins d'un quinzième, tandis qu'à Berlin, à Londres et à Paris elle forme à elle seule environ le cinquième de la mortalité. Dans toute l'Allemagne, on compte beaucoup plus de phthisiques qu'à Saint-Pétersbourg. Les climats méridionaux, qu'on signale dans beaucoup d'ouvrages comme exemptant de la phthisie, en présentent au contraire des exemples aussi nombreux que chez nous. Ainsi, en Provence, à Marseille et à Nice, la maladie est aussi fréquente qu'à Paris ; on la retrouve encore avec le même degré de violence dans la plupart des grandes cités d'Italie, comme Gênes et Naples, ainsi qu'à Madrid et à Lisbonne..... En France, la phthisie parait sévir fort inégalement dans es divers départements, etc.

M. Villemin, ont démontré assez péremptoirement que le tubercule pouvait s'inoculer. Des lapins soumis à cette inoculation ont succombé après deux mois avec toutes les apparences de la phthisie, et leurs poumons étaient parsemés de tubercules (1).

Après le préjugé qui croit la phthisie incurable, préjugé assez fortement enraciné dans le public, il en est un autre qui veut que, passé l'âge de trente ans, cette maladie ne soit plus susceptible de se développer. Cela est complètement inexact; on devient phthisique à tout âge ; les vieillards même peuvent avoir des tubercules, et ils en auraient très souvent, qui plus est, et malgré l'absence des symptômes annonçant la maladie. Ainsi, M. Rogée affirme après avoir fait à l'hospice de la Salpétrière de très nombreuses autopsies pendant son internat, que les neuf dixièmes des sujets qu'il examinait, tous vieux, présentaient des masses tuberculeuses disséminées dans les poumons. M. Sée nous disait dans une de ses cliniques, à la Charité, il y a trois ans, que la plupart des hémoptysies (crachements de

(1) Le lapin est d'ailleurs naturellement prédisposé à la phthisie ainsi que certains autres animaux.

G*

sang) observées chez des personnes n'ayant pas les apparences d'un phthisique et exemptes de maladies de cœur, tenaient à la présence de rares granulations tuberculeuses ulcérant isolément un petit vaisseau sanguin.

Concluons de ce qui précède avec M. Sée, que beaucoup d'individus peuvent avoir quelques tubercules sans s'en douter et sans plus mal se porter pour cela. Il y a évidemment de la différence entre ces individus et ceux dont les voies pulmonaires sont plus ou moins farcies du produit morbide. Mais même parmi ces derniers, on observe des guérisons. Le même professeur de clinique que nous venons de nommer nous citait des sujets qu'il connaissait phthisiques bien avérés depuis quinze, vingt ans et plus et qui, malgré les cavernes qu'ils portaient dans leurs poumons et malgré quelques petites rechutes de loin en loin, jouissaient d'une santé assez satisfaisante (1). Ce témoignage joint

---

(1) « Fort heureusement, a dit aussi le professeur Grisolle, des faits nombreux ont aujourd'hui mis hors de doute que la phthisie était susceptible de guérison, et cela à toutes ses périodes. »

Pour le lecteur qui désirerait posséder relativement à la fréquence et à la curabilité de la phthisie dans notre département, le témoignage d'un praticien bien connu et dont l'expérience est assez longue parmi

à ceux que nous avons déjà invoqués viendra, nous l'espérons, affermir encore l'espoir de guérison et de longévité que nous tenons à donner aux malades et à leur entourage.

Le traitement de la phthisie n'est pas malheureusement spécifique, c'est-à-dire nous ne possédons pas de remède d'une efficacité absolue. La première indication à remplir est d'éloigner du malade toutes les mauvaises conditions hygiéniques qui pourraient favoriser le développement de la maladie. Nous n'avons, pour connaître la conduite à tenir, qu'à passer en revue les causes énumérées plus haut capables de produire la phthisie. Ces causes écartées, les moyens médicaux sont assez nombreux : nous allons les exposer rapidement sans entrer dans des détails d'application,

nous, extrayons un court passage du discours prononcé par le docteur Lemaistre, en novembre 1866, à la séance de rentrée de l'École de médecine et de pharmacie de Limoges :

« Les tubercules pulmonaires y font (dans la Haute-Vienne) chaque jour de nombreuses victimes, mais là pas plus qu'ailleurs ; je pourrais même citer des faits très authentiques pour moi de phthisies, bien constatées au début, qui ont vécu longtemps encore dans nos contrées, et je suis loin d'affirmer n'y avoir pas constaté de guérison. »

car on doit abandonner au praticien le soin de diriger tout traitement d'une affection sérieuse et de longue durée.

A l'intérieur, les toniques, une nourriture substantielle formeront la base du régime. C'est à ce point de vue que l'huile de foie de morue a été prescrite (1).

Les arsenicaux (arséniate de soude, granules de Dioscoride), l'hypophosphite de soude, les préparations iodées, ferrugineuses (ces dernières dans certains cas seulement); plus récemment l'usage des alcooliques et de la viande crue (Fuster, Jaccoud); la médication arse-

(1) Beaucoup de personnes ne peuvent supporter cette huile. Nous leur proposons en échange de consommer fréquemment des foies de volailles grasses ou même des pâtés de foies gras, ainsi que des tartines de beurre frais et salé. Le professeur officiel de thérapeutique de la faculté de Paris, M. Gubler, pour justifier ce conseil que nous lui empruntons, s'exprime de la façon suivante :

« Nous assimilons, dit-il, l'huile de foie de poisson à celle des foies d'oiseaux ou des mammifères, et, pour dire notre pensée, nous croyons que les pâtés de Strasbourg ou de Nérac rendraient les mêmes services que l'huile de foie de morue. Nous recommanderions donc aux sujets qui éprouveraient pour cette dernière une répugnance invincible, de manger des foies de volailles grasses, aussi bien que des foies de raies, ou de faire entrer dans leur nourriture des animaux entiers, tels que des escargots, des huîtres, des moules, pourvus de leur organe hépatique (foie). » GUBLER, *Commentaires thérapeutiques du Codex.*

nico-phosphorée jointe aux arsenicaux (Lescalmel, de Marseille) etc., ont été et sont journellement employés (1). A l'extérieur, les révulsions sur la poitrine à l'aide des mouches de Milan, des badigeons à la teinture d'iode, etc. Les exercices gymnastiques modérés ; le séjour au début de la maladie dans certaines stations thermales sulfureuses (Bonnes, Cauterets), l'hydrothérapie ; le séjour dans certains climats, stations d'hiver telles que Menton, Cannes, Nice, la Sicile, le midi de l'Espagne, l'Algérie, mais avant tout, d'après M. Jaccoud, Corfou et Madère sont encore très utilement conseillés selon les cas dont, seul, le médecin doit rester juge.

Les accidents concomitants (2) : tels que fièvre plus ou moins périodique, sueurs nocturnes, diarrhées, troubles digestifs, sont combattus par des moyens divers d'après les indications.

(1) Nous n'exposons pas les considérations physiologiques et thérapeutiques qui motivent l'emploi de ces divers moyens parce que cette exposition nécessiterait une trop longue digression et comporte des détails trop spéciaux.

(2) *Accidents concomitants,* se dit des phénomènes accessoires qui accompagnent les phénomènes principaux et essentiels d'une maladie. (*Cum,* avec, et *comitari,* accompagner.)

§ II. — Notions sur le cancer.

Le praticien ne connaît pas d'expression qui sonne plus tristement à ses oreilles, car l'affection qu'elle désigne semble inventée par le mauvais génie de la nature pour insulter à la science et à l'art. Le public lui-même ne prononce le mot cancer qu'avec une crainte instinctive, et il se fait de la maladie une idée qui, si elle n'est pas vraie d'une façon absolue, ne manque pas au fond de justesse. Il est poussé, en effet, sous l'influence de l'étymologie (1), à croire que le cancer est un parasite vivant, un chancre rongeur qui, une fois né et implanté dans l'organisme, se nourrit indéfiniment aux dépens de sa substance, tend toujours à s'accroître et finit constamment par tarir chez l'individu qui le porte la source de la vie. La

(1) *Cancer.* « Mot qui, en latin comme en grec, signifie un crabe, une écrevisse, soit que l'on ait comparé aux pattes d'un crabe, les veines dilatées et tous les vaisseaux engorgés qui s'écartent en rayonnant autour d'une tumeur, soit parce qu'on a cru anciennement qu'un animal dévorait les parties malades. » LITTRÉ ET ROBIN, *Dictionnaire de médecine, de chirurgie, etc.*

science ne peut malheureusement que confirmer cette manière de voir du public quant à la marche de la maladie, marche inexorable, à peu près fatale (1), à moins que l'art n'intervienne. Mais l'art hélas ! ne sait intervenir efficacement que dans les cas de cancers extérieurs accessibles à la main et aux instruments du chirurgien. Son intervention est brutale, employant le fer et le feu pour détruire sur place la terrible manifestation. Le cancer réside-t-il dans les organes profonds, plus d'opération possible, la chirurgie comme la médecine est impuissante, et le malade est laissé dans la nécessité cruelle de vivre avec son ennemi jusqu'à ce que cet ennemi le tue.

Ce que la science doit relever dans l'idée que le public se fait assez généralement du cancer, c'est que le parasite n'est pas vivant, ou du moins si les éléments constituants du cancer vivent au même titre que d'autres éléments d'un tissu organique, ils ne vivent pas d'une vie indépendante, ils ne constituent pas un organisme dans l'organisme, en d'autres ter-

____

(1) Nous donnons plus loin quelques-uns des exemples infiniment trop rares de guérison spontanée de tumeurs cancéreuses.

mes, ils ne composent pas un individu, un animal. Cela acquis, donnons quelques notions scientifiques sur les tumeurs cancéreuses.

La pathologie générale (science générale des maladies) définit le cancer : une néoplasie (production morbide) caractérisée par le développement de certains tissus accidentels détruisant les tissus normaux au milieu desquels ils se forment.

Ces tissus accidentels sont de composition variable, ce qui a fait établir des variétés de cancer plus ou moins nombreuses d'après les points de vue auxquels se sont placés les micrographes. M. Lebert, que nous avons déjà cité à propos du tubercule, admet six variétés ; d'autres auteurs n'en ont reconnu que cinq ou même quatre (Cruveilhier). Contentons-nous de dire ici que c'est la prédominance de tel ou tel élément parmi ceux qui constituent les tumeurs cancéreuses, qui sert de base pour leur distinction, et mentionnons à ce sujet les services signalés rendus par le microscope dans ces recherches minutieuses.

Une question plus intéressante est celle de savoir si les tumeurs cancéreuses sont composées par des éléments nouveaux et spécifiques, par des cellules spéciales (1), ou bien si elles ne sont produites que par l'effet d'une génération exagérée et déviée des éléments normaux de l'organisme. MM. Robin, en France, et Wirchow, en Allemagne, deux histologistes-chefs d'école, professent que le cancer n'est pas formé d'éléments étrangers aux autres tissus organiques, tandis que d'autres observateurs très distingués aussi, MM. Lebert, Broca, Follin, soutiennent que le tissu cancéreux présente une constitution spéciale et étrangère à l'économie.

En tout cas, tous les médecins sont d'accord pour reconnaître l'utilité dans la pratique d'une division des tumeurs en deux grandes catégories : *tumeurs malignes, tumeurs bénignes.*

Les premières ont un développement incessant et révèlent trop souvent un état général, puisque après leur ablation elles tendent à récidiver, en même temps que la cachexie dite cancéreuse mine plus ou moins rapidement l'organisme jusqu'à une terminaison funeste.

Quelle est la nature du vice humoral, héréditaire

(1) La cellule est le point de départ de toute organisation.

parfois, qui produit ces tumeurs ? C'est ce qu'on ignore.

Les tumeurs bénignes sont celles qui n'altèrent pas la constitution et qui ne récidivent pas après leur ablation.

Ce que nous avons exposé au sujet des tumeurs malignes, des cancers vrais, n'est réellement pas consolant. Espérons du progrès, espérons des méthodes solides qui dirigent les travailleurs infatigables de notre génération, espérons pour nos descendants, sinon pour nous, des générations médicales à venir si la nôtre n'atteint pas la solution, la solution thérapeutique surtout, de ces grands problèmes de la science des maladies : le cancer et le tubercule ! D'autres problèmes non moins importants d'ailleurs sont à résoudre dans diverses branches des sciences médicales ; il y a peut-être entre plusieurs d'entre eux des liens de solidarité que l'avenir démontrera, et telle découverte en physiologie, en hygiène, par exemple, pourra donner la clef de faits pathologiques et thérapeutiques d'un grand intérêt (1).

(1) Il nous est moins facile, à l'occasion du cancer, d'indiquer ainsi que nous l'avons fait à l'occasion de la phthisie, les causes capables d'engendrer la maladie, car la science ne possède à cet égard aucune donnée positive. On a avancé que des tumeurs cancéreuses pouvaient

Est-ce à dire que jusqu'à ce jour la marche du vrai cancer ait été constamment fatale et que l'on ne possède pas d'exemples de guérison ? Est-ce à dire que le rôle providentiel de la nature médicatrice dont nous avons constaté ailleurs les effets admirables, est-ce à dire que ce rôle soit toujours resté passif à l'égard des tumeurs même malignes ? Eh bien non, car on a vu les efforts de la résistance vitale de l'organisme couronnés de succès dans leur lutte contre la cause organique la plus intraitable de destruction.

Nous avons observé, il y a déjà quelques années un commencement de guérison spontanée d'un cancer du sein dans le service de M. Richet, à l'Hôtel-Dieu. Nous regrettons de n'avoir pas suivi la marche de la maladie jusqu'à la fin, mais nous ne croyons pas impossible que la guérison complète ait été obtenue, puisque d'au-

se montrer comme résultat éloigné à la suite de fortes contusions sur les parties qui en auraient été le siége ; on a pensé aussi que les grandes peines morales, les chagrins concentrés, certaines irritations chroniques locales étaient des conditions favorables au développement de cancers intérieurs. Si des observations ont paru confirmer partiellement ces hypothèses, elles ont été souvent démenties par les renseignements les plus précis, recueillis auprès de beaucoup de malades. L'étiologie des affections cancéreuses est donc loin d'être scientifiquement établie.

tres exemples de cette nature subsistent. M. Richet avait bien déjà présenté à la société de chirurgie un malade chez lequel la moitié de la langue atteinte de cancer s'était détachée spontanément par gangrène, laissant l'autre moitié très saine et formant un moignon dont le malade savait parfaitement se servir. On peut nous demander si ces cancéreux n'ont pas éprouvé de récidives, si la guérison, en un mot, s'est maintenue. Nous serions embarrassé pour répondre, nous le reconnaissons, car nous ignorons l'avenir de l'un et de l'autre de ces malades. Cependant, le cas suivant prouverait la possibilité d'une guérison radicale, quoiqu'il soit moins heureux que les deux autres, la nature n'ayant pas ici fait elle-même les frais de guérison : le professeur Denonvilliers, à propos des indications des opérations, nous citait dans un de ses cours (1), une femme opérée jusqu'à six fois de cancer, et qui vécut *vingt-deux ans sans récidive après la sixième opération*, et il s'agissait réellement de tumeurs mali-

)1) Nous avons recueilli cette citation de M. Denonvilliers, mort il n'y a pas deux ans, au premier de ses cours de médecine opératoire faits à la Faculté de Paris, en 1869.

gnes ! On peut bien admettre après cela que les cancéreux guéris spontanément dont nous avons parlé
aient pu vivre longtemps encore, et jusqu'au terme
peut-être d'une longue existence à l'abri de nouvelles
manifestations de la maladie.

Signalerons-nous quels moyens emploie la nature
pour séparer, dans les cas de guérison spontanée de
cancer, les parties altérées des parties saines ? Ces
moyens sont toujours les mêmes : ici c'est la gangrène
qui détermine la chute de la tumeur; là c'est l'atrophie
qui, réduisant peu à peu son volume est l'occasion
d'une résorption plus ou moins complète (1).

Que pourrions-nous dire maintenant sur le traitement que le lecteur ne sache déjà déjà d'après ce qui
précède? Ce n'est pas la possibilité d'une terminaison
heureuse, mais si rare, qui influencera le chirurgien
dans la conduite à tenir en présence d'une tumeur ma-
ligne. Tant que le mal sera bien localisé, tant que
l'état général du malade sera bon, c'est-à-dire ne révé-

1) Le Dr L Bleynie nous a montré, il y a trois ou quatre ans, dans
le service chirurgical de l'hospice de Limoges, une tumeur cancéreuse
du sein en voie d'atrophie.

lera pas les signes d'une infection constitutionnelle, pourquoi se refuser à une opération ? Là est le salut. Le fait du sujet opéré six fois et qui vécut vingt-deux ans après l'ablation d'un sixième cancer, restera un des plus éclatants témoignages de l'espoir qu'il est permis de fonder après une opération exécutée dans des conditions satisfaisantes. L'intervention chirurgicale, voilà le seul remède : « On a quelquefois, dit M. Bouchut (1), vanté certains remèdes comme ayant une action fondante, résolutive des cancers ; mais ce sont là des méprises qui reposent sur des erreurs de diagnostic. Jamais aucune substance, administrée à l'intérieur ou à l'extérieur, n'a fait disparaître de productions cancéreuses. » C'est là, malheureusement, croyons-nous, la vérité sur les résultats de toutes les médications essayées en dehors de l'opération.

Un nouveau docteur Noir vient cependant aujourd'hui s'inscrire en faux contre les affirmations de la science. Il prétend posséder une méthode curative du cancer qui, combinant des effets médicaux et chirurgicaux, met le malade, après la guérison, à l'abri certain

(1) *Pathologie générale.*

des récidives, en même temps qu'il supprime l'instru--
ment tranchant et les caustiques. Voici comment s'exprime au sujet de ce novateur un médecin de la Faculté
de Montpellier, dont nous voudrions partager la confiance :

« Aujourd'hui, écrit le docteur Avias dans la *Gazette
médicale des familles*, un traitement curatif (du cancer)
est, grâce à Dieu, découvert. L'honneur en revient au
docteur comte de Bruc. Des milliers de guérisons,
opérées en Italie, des centaines en France, en Algérie
sont là pour prouver que la pratique répond à la
théorie.

» Le traitement du docteur de Bruc est interne et
externe, sa médication externe est essentiellement sup-
purative. Il a inventé une coupe-ventouse qui pompe,
sans faire éprouver la moindre douleur, toutes les
parties liquides viciées qui se trouvent aux approches
de la tumeur ou de l'ulcère cancéreux et qui viennent
l'alimenter . . . .

. . . .

» Le spécifique interne, purifie tout l'organisme du
blastème cancéreux. Sous l'influence de cette double
médication, le mal, après très peu de jours, perd de

son intensité; la tumeur n'étant plus alimentée par le virus qui lui est propre, perd sa vie, se dessèche, devient un corps étranger au milieu des tissus sains, et tombe d'elle-même expulsée par la seule force de la nature et sans qu'une seule goutte de sang soit répandue. »

L'auteur de ces lignes et de bien d'autres sur les succès de M. de Bruc, ayant accusé les médecins de rejeter aveuglément toute découverte, nous avons tenu, quand cela ne serait que pour l'acquit de notre conscience, à citer un témoignage, à défaut de preuves *de visu*, établissant les effets merveilleux de la dernière innovation dans la thérapeutique des affections cancéreuses. Ajoutons pour terminer qu'il n'est pas question dans l'exposé de la méthode curative de M. de Bruc, de la guérison des cancers internes par son seul spécifique médical.

FIN.

TABLE DES MATIÈRES

MÉDECINE

Limoges, Imp. Ve H. Ducourtieux, rue des Arènes, 5.

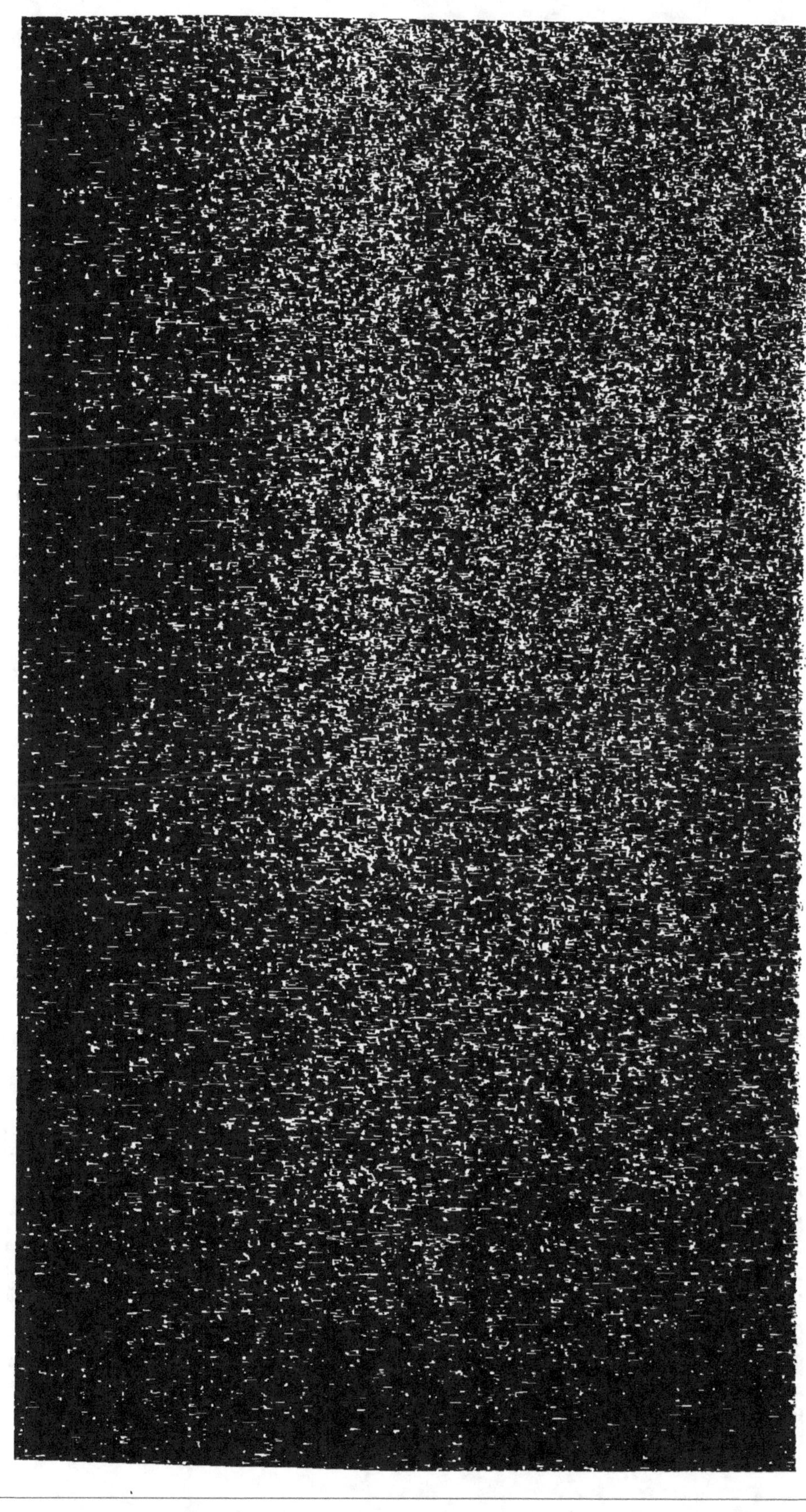

LIMOGES

IMPRIMERIE DE Mᵐᵉ Vᵉ H. DUCOURTIEUX,

5, RUE DES ARÈNES, 5